癌と闘う先端医療の臨床事例集―1

救いたい！肺癌漢方治療のすべて

横内正典
Yokouchi Masanori

たま出版

はじめに

２０１３年に「絶望を希望に変える癌治療」を出版し、大きな反響をいただきました。

なるべく多くの患者さんのお役に立てるよう、可能なかぎり診察してきましたが、時間との闘いはままなりません。それにより、お待ちいただく患者さんからはきびしいお言葉もたくさんいただきました。

さらに、「絶望を希望に変える」というタイトルをつけたために、末期状態になったら横内醫院へ行けばいい、と解釈してしまう患者さんがあとを絶ちません。

新聞広告の切り抜きを持っていたのに、容体が悪化してから来院したり、重症になってから「今日、漢方治療を始める決心がつきました」と問い合わせがあったりします。患者さんには「自分はまだ大丈夫かもしれない」と思わせてしまうような印象を与えてしまったことを深く反省しています。

私がこのタイトルをつけた本当のメッセージは、「『あなたは癌です』と告知を受けた人は、時に絶望的になる。しかし、いまはさまざまな漢方による治療法がある。だから、絶望ではなく希望を持とう」というものでした。

漢方薬治療でどんな癌でも治せるわけではありません。まして、早期に始めなければ、本来治るべきものも治りません。

私の処方はこれまでの長年の研究による、独自のものです。そのため、日本全国から私のクリニックへ勉強に来られる医師のみなさんにも、ノウハウの習得が難しいというのが現実です。私もゆっくり指導する時間がありません。このままでは、社会に広く浸透して多くの医師が対応できるようになるまでに時間がかかってしまいます。

そこで、さまざまな反省もふくめて、私がこれまで患者さんに処方した漢方薬、患者さんの経過を、部位別にシリーズで公開することにしました。

先に述べたように、癌の治療は早急な対応こそが一番という事実が、データをご覧いただければ一目瞭然です。巻末には、漢方薬の成分とグラム数も載せました。そのなかには、オリジナル処方の『Ｄｒ．横内・半枝蓮湯《はんしれんとう》』、『Ｄｒ．横内・桂枝二越婢一《けいしにえっぴいっ》湯加減《とうかげん》』も載っています。ぜひ、本書をあなたや周りの方の癌治療に役立ててください。そして、医師、漢方薬局のみなさんも、日々の医療活動に活かしていただければと思います。

最後に、医師のみなさんへお願いがあります。

最近、検査データを渡さない医師が多く、患者さんが悩んでいます。

「『漢方などは気休めでやっている』とこの場で言わないと、画像データは出さない」「漢方で死んでもいいのか?」「漢方はインチキだ」などと、心ない言葉で患者さんを脅す医師もいます。

しかし、木の芽や葉、枝、花、実などは昔から薬として煎じられ、体にやさしい効果があることは知られています。火傷《やけど》、肌荒れに効くアロエは食品としても人気があります。

私たちは自然界に守られ、生かされているのです。

西洋医学だけが医学の道ではありません。患者さん本人には医療の選択権があり、漢方治療を選ぶのも患者さんの権利です。マニュアルではなく、人として考え、動いていだける医師がもっと増えてくれれば、と切に願っています。

目次

Chapter 2
治療中期　抗癌漢方薬がいらなくなり、他の漢方薬に変わった事例

Chapter 3
治療後期　他の漢方薬を続けて経過が良好な事例

漢方薬による肺癌治療を初公開します

さて、本シリーズ最初のテーマは、日本でも世界でも死亡者数が第1位の「肺癌」です。

肺癌というのは、肺が呼吸器であるだけに、呼吸をすればするほど、どんどん進んでしまう恐ろしい癌です。ほとんどは、肺癌と分かった時点で「余命3カ月」を宣告され、抗癌剤も効きません。

みなさんは、肺癌による死亡者数をご存知でしょうか。

私の手もとには1987年に出版された『予防ガン学』平山雄・著（メディサイエンス社）という本があります。そこに紹介されているデータによれば、日本全国の肺癌の死亡者数は、1947年には男性が520人、女性は248人だけでした。

それが、年数が経《た》つにつれて、人口はそれほど変わらないのに、死亡者数はどんどん上昇していきます。

国立がん研究センターの「がん対策情報センター」によれば、2014年の罹患《りかん》数でもっとも多いのは胃癌の13万7000人、2位の肺癌は12万9、500人です。しかし、死亡数となると、肺癌がダントツのトップで7万6、500人、2位の胃癌は5万3000人と逆転しています。

約70年前には全国で1000人にも満たなかった患者数が、ここまで増加しているのです。しかも、本書を読めばお分かりいただけますが、タバコを吸わない生活をしている人たちも数多く肺癌になっています。喫煙者数自体は減っているのに、肺癌患者は増すばかり。

それはなぜか、考えてみてください。

その原因は、私がこれまで再三、拙著で述べてきたとおりです。

本書でご紹介する肺癌の症例は、大きく三つに分類されます。

◇治療初期〜抗癌漢方薬を続けている事例

◇治療中期〜抗癌漢方薬がいらなくなり、他の漢方薬に変わった事例

◇治療後期〜他の漢方薬を続けて経過が良好な事例

漢方薬による癌治療のなかでもっとも重要なのが、抗癌漢方薬です。中国で古くから伝わる「半枝蓮」という生薬がありますが、私はこれをオリジナルに調合しなおして『Dr.横内・半枝蓮湯』という抗癌漢方薬をつくりました。

抗癌漢方薬を飲んで、RAS癌遺伝子（変異するとタンパク質の機能が変化して、癌が成長するのに必要な性質を生み出す）に勢いがなくなると、抗癌漢方薬が最初にいらなくなります。そこで、処方がほかの薬の組み合わせに変わります。以降、患者さんの体質が改善して薬が不要になるまで服用してもらいます。

ちなみに、私の診断でRAS反応が「陰性」となり、抗癌漢方薬が不要となっても、病院の検査では「癌細胞が依然として存在している」と判断されることがよくあります。これは、腫瘍からRAS癌遺伝子が消えて、腫瘍だけが残ったもの。つまり、癌の活動がなくなった状態です。病院の検査では、なかなか分かりにくいものです。

治療途中からは、癌と異なる症状を訴える患者さんも多く見られます。これは、患者さんに「症状が良くなってくると、もともとの持病やほかの病気が気になり始める」

という傾向があるためです。そのため、症状をお聞きして、漢方薬を追加したり、変えたりしています。

今回は、臨床ごとに処方した漢方薬、およびその時期を記載しました。巻末には、漢方薬局でも調合できるよう、漢方薬の成分とグラム数を載せました。オリジナルで調合した『Ｄｒ．横内・半枝蓮湯』、『Ｄｒ．横内・桂枝二越婢一湯加減』もありますので、参考にしてください。

ただし、いくつかの注意点があります。

漢方薬は１等級、２等級、３等級がありますが、いうまでもなく、１等級が一番効果があります。必ず１等級を使ってください。

それから、漢方薬には煎じ薬と粉薬がありますが、煎じ薬の効き目は粉薬の何倍もあります。しかも煎じ薬は、一番煎じ、二番煎じ、三番煎じというように、何回も煎じることができますし、その香りを吸うことも治療の一つです。

ですから、どうしても飲めない状態であったり、旅行に出かけたりという場合以外には、できるかぎり煎じ薬で飲んでください。本文のなかに（エキス剤）という表記がありますが、これは患者さんに事情があり、煎じ薬ではなく粉薬として処方したときのものです。また、種類によっては粉薬しかない漢方薬もあります。

ちなみに、患者さんのイニシャルを「A・Eさん」というように表記していますが、プライバシーを尊重するため、実際のフルネームとは変えています。ご了承ください。

Chapter 1

治療初期

抗癌漢方薬を続けている事例

病院の治療と並行して、漢方薬を処方

A・Eさん　北海道・女性（現在72歳・初診時71歳）

Ａ・Ｅさんは平成12年12月初旬より、咳《せき》と痰《たん》がひどくなりました。病院での検診の結果、肺癌と診断され、手術を受けました。その後、平成13年12月にまた咳が出るようになり、喘息《ぜんそく》の治療を受けました。さらに、気管支鏡で診てもらったところ、「ステージⅢａの肺腺癌」と診断されました。

初めての来院は平成26年2月7日。

「咳と痰は出るものの、血痰はない。胃痛のために食欲が低下したので、ザンタック（胃酸の出過ぎを抑える薬）を服用して回復した」とのことでした。Ａ・Ｅさんは肉も魚も食べ、牛乳もよく飲み、白米と十六穀米を食べていました。お酒も飲まず、タバコも吸いませんでした。最近になって、牛乳、刺身、四足の動物のお肉を避けるという食事制限を始めたとか。

①Ｄｒ．横内・半枝蓮湯　②Ｄｒ．横内・桂枝二越婢一湯加減　③喘《ぜん》四《し》君《くん》子《し》湯《とう》を処

方しましたが、これは現在も変わらずに続けてもらっているので、処方の記述は割愛して経過のみ記載します。

　翌月、3月3日は来院できないので、写真を送ってもらい、診断しました。手紙では「快食、快眠、快便と経過は良好で、咳、痰、喘息もラクになった」ということでしたが、その後、3月27日にはCT検査によって、右肺に1カ所、左肺に1カ所、新しい転移が見つかりました。

　翌日、メールで「イレッサとともに、アリムタ、カルボプラチン、アバスチン（薬品名はいずれも抗癌剤）の点滴を病院から勧められたのですが、どうしたらいいでしょうか」と相談されたので、「抗癌剤と漢方薬はケンカしないので、ご家庭で話し合ったうえで決めてください」とお伝えしました。話し合いの結果、A・Eさんはひとまず病院のすすめに従うことにしました。

　翌月、4月21日もデータで診断を行いました。同月の16日からイレッサは中止しており、お話によれば「体重が36キロしかなかったのが、38キロに増えた。白血球も2300から3100になったものの、右下葉に転移が見つかった」ということでした。

A・Eさんはその後、抗癌剤の点滴を2回やりました。

6月3日「自分では元気だと思う。食事になるとほんのちょっとしか食べられず、自分でも食べたくないという気持ちになる。特に、動き始めや食べ始めのとき、咳こんでしまう」

その後、7月いっぱいで抗癌剤を中止、降圧剤も半分にしたところ、疲れを感じにくくなり、10月9日にお会いしたときにはお元気な様子でした。とはいえ、まだ抗癌漢方薬は必要なので、処方は変えずに服用してもらっています。

職場環境の副流煙によって肺癌に

M・Hさん　愛知県・女性（現在50歳・初診時49歳）

M・Hさんはタバコを吸いません。しかし、職場環境が彼女を肺癌にしてしまったと考えられます。職場は分煙ですが、喫煙席の部屋に出向いて仕事をしなければならないことも多く、副流煙を吸いこんでいたからです。

M・Hさんはパンが好きなため、肉や魚を食べず、食生活は乳製品にかたよりがちでした。好きなカフェオレは1日2杯。職場や喫茶店ではケーキを欠かさないという毎日を過ごしていました。

平成26年6月になり、風邪をひいたのがきっかけで、咳がとまらなくなりました。1カ月後の7月にエックス線検査をしたところ、肺腺癌が発見され、右肺中葉リンパに転移していました。9月には手術が行われ、ステージはⅡaと診断されてしまいました。

M・Hさんが横内醫院に初来院したのは、翌月の10月9日。

「手術直後から眠れなくなり、目まいや立ちくらみがします。足がほてって、汗をたくさんかくようになりました」とのこと。体もつらいし、職場環境も悪いものの、ご本人は仕事をやめたくないと言います。そこで、①Dr．横内・半枝蓮湯 ②喘四君子湯 ③麻杏甘石湯《まきょうかんせきとう》（エキス剤・2週間のみ）④補中益気湯《ほちゅうえっきとう》を処方しました。

その後は、電話で状態をお聞きしながら漢方薬をお送りするようになりました。

同年11月4日「咳止めの薬を飲まなくなってから、咳が悪化している。喉がイガイガして痰が出る。深呼吸すると苦しい。不眠も変わらずに続いていて体がだるい」とのこと。ここからの処方は、前回の①〜③と⑤麦門冬《ばくもんどう》6グラムとしました。

同月25日「体重は減少して軟便になっている。1日2回、200ccの野菜ジュースを飲んでいる」

少し前の10月9日から11月4日は当院から漢方薬を処方しており、血液検査での肝機能の状態も正常だったのですが、このときは薬を飲んでいなかったため、機能が低下していたようです。3回目の処方も2回目と同じとして、現在に至っています。

1年しないうちに肺の影が小さくなり、長時間歩けるまでに

F・Hさん　大阪府・女性（現在82歳・初診時81歳）

F・Hさんは魚よりは肉を多く食べ、乳製品も口にしていました。朝はパンでしたが、主食は白米です。お酒は飲まず、タバコも吸わないという人でした。

体調に変化があったのは、平成23年のお正月のころ。食欲がなく、体重も落ちてきたので、夏頃になって「これは変だ」と思い、病院に行きました。そこで、CT検査を受けたところ、腎臓癌が判明。9月29日に手術をしましたが、12月になって肺転移が確認されました。

平成24年1月からは化学療法を開始。その結果、4カ月間にわたって毎日3、4回の下痢が続き、68kgあった体重は52・3kgにまで激減しました。

F・Hさんの初来院は、それから約2年後の平成26年6月23日。

この日、①Dr．横内・半枝蓮湯　②Dr．横内・桂枝二越婢一湯加減　③喘四君子湯を処方しました。このとき、F・Hさんは他院で処方された④十全大補湯を飲ん

でいて、これで体調も良くなったということだったので、④もしばらく続けてもらいました。

以降はしばらく薬を送りながら、写真での診断です。

7月18日「薬を飲み始めて4、5日で足のむくみがとれた。持病のアレルギー性鼻炎も治ったが、咳がまだよく出る」。薬は前回と同じ処方としました。

8月5日「身体がしんどく、足がよく冷える。目まい、軽い頭痛、動悸、咳が出る」とのことで、薬を変えて、①、⑤当帰四逆加呉茱萸生姜湯《とうきしぎゃくかごしゅゆしょうきょうとう》、⑥猪苓湯《ちょれいとう》の組み合わせとしました。

8月30日「動悸がときどき激しくなる。息苦しく、強く吸い込むと咳がひどくなる」。薬は前回と同じです。

9月26日「足が冷えて、すぐに膀胱炎になる。9月3日にCT検査をしたところ、癌は大きくなっていたが、左胸水は3分の1になっていた」。前回の①、⑤、⑥に⑦びわの種を加えて処方しました。

10月31日は初診以来、4カ月ぶりのご本人による来院です。

「風邪をひいていて、3、4日前に血痰が出た。このときに咳が出て、左胸痛があった。10月27日にMRI検査があり、脳転移はしていないことが判明。いまは夜中に胸やけがして、尿が出にくい。食事はおいしく食べられている」という近況を聞きながら診断して、薬は前回と同じにしました。

11月28日「11月7日頃より咳がひどくなり、食べられる量が3分の1になった。CRP(※)値18・5。11月18日に閉塞性肺炎で入院した。毎日3回の点滴で抗生物質を投与されている。CT検査で前回(8月28日)より左胸水が増え、肺転移が悪化していると言われた」。ここで、①、⑥、⑦に⑧大柴胡湯去大黄《だいさいことうきょだいおう》を追加して処方しました。

以後、薬の処方は変わらないので、あとは経過だけ記載します。

12月24日「12月1日に退院。胸水は増えていない。食事はおいしく食べられていて、元気にしている。立ち上がるときだけは息切れがして、動悸で苦しく、胸やけがする」

翌年の平成27年1月22日は再びご本人が来院しました。

「11月28日に処方した⑧大柴胡湯去大黄を飲み始めてから、リンパ球が増えた。11月18日14・0(リンパ球の数値)、23日16・0、25日13・1、12月9日21・6、17日

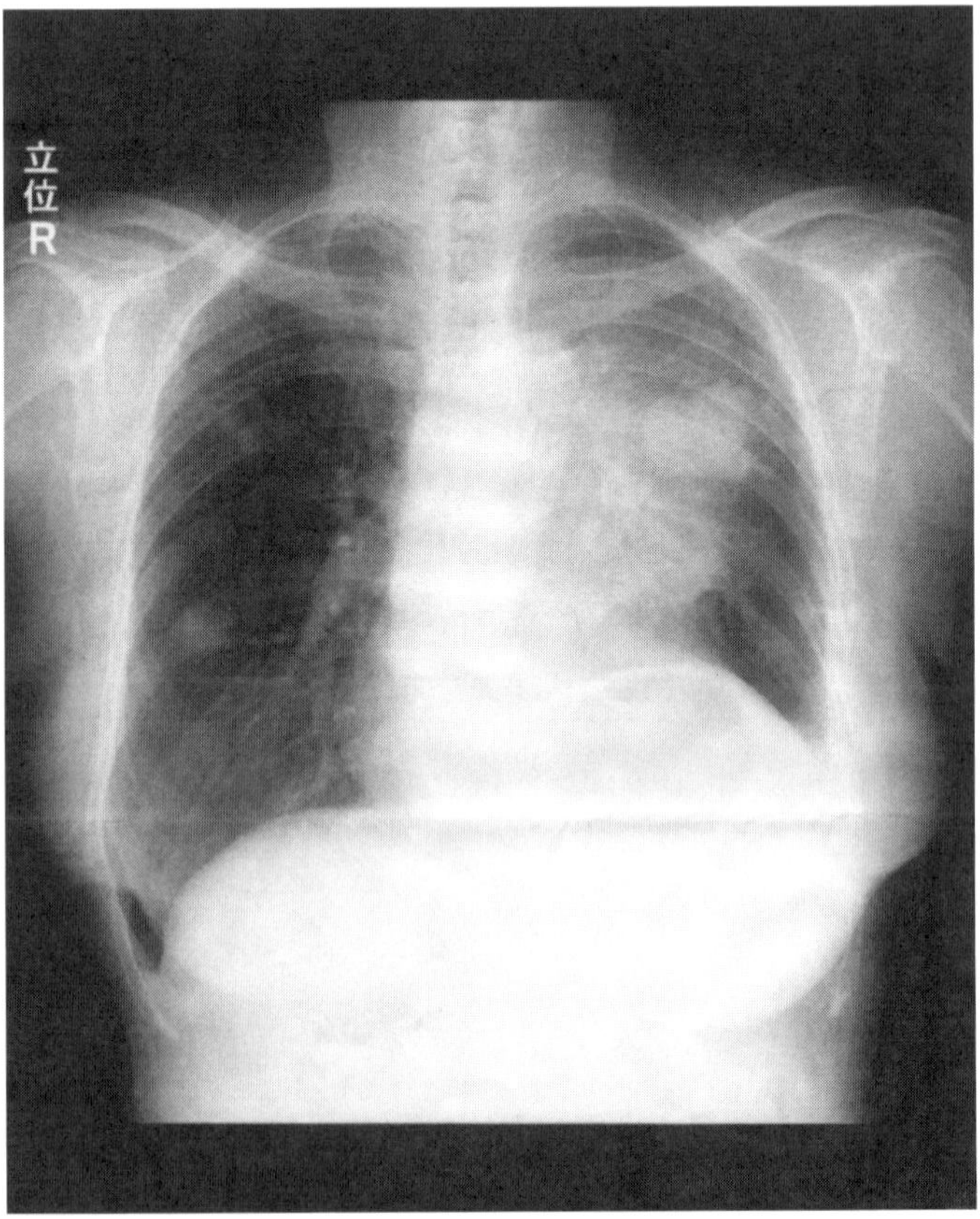

Ｆ・Ｈさんの患部エックス線写真①
左肺上部に影がある

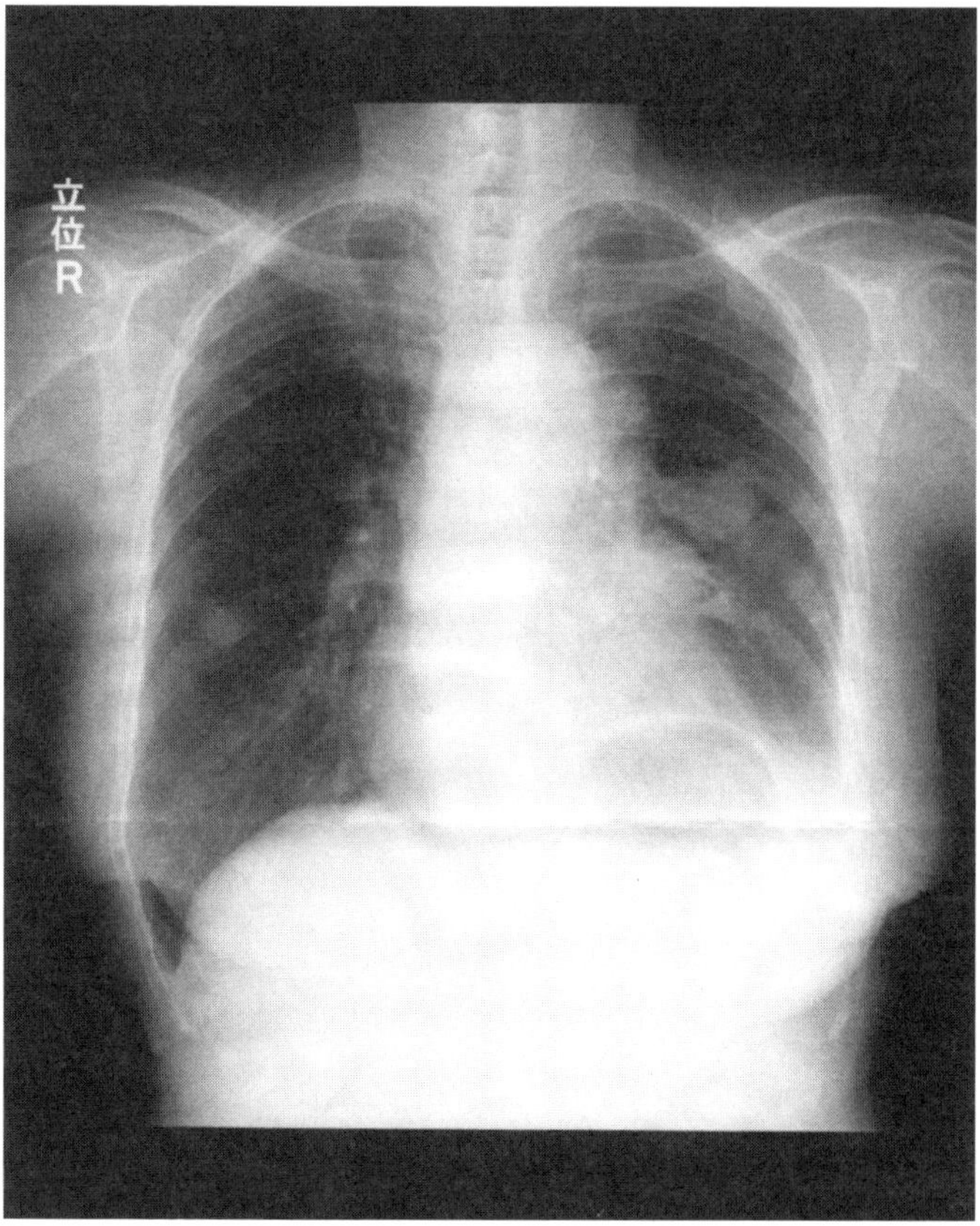

Ｆ・Ｈさんの患部エックス線写真②
肺の影が小さくなっている

26・8、21日34・4。ネクサバール（抗癌剤）で口内炎が出来た。味が少しおかしく感じる」と報告を受けました。以後、しばらく写真で診断して、同じ薬を送りました。

2月18日「2月6日のCT検査の結果、左肺は変わらないが、右肺の影がひとまわり小さくなっていた。左肺の胸水は一度抜いてから、ゼロのままを維持している。息切れが少しラクになった」

3月17日「ネクサバールの副作用で下痢をしている。全身がしんどいけれど、食事はおいしく食べられて元気にしている」

4月17日、久しぶりの来院。「エックス線検査の結果、前回（3月25日）と比べて今回（4月15日）は、左肺上部の影が小さくなっていた。いまは大変調子がよく、歩くのがラク。長時間歩いていても、息切れも少ない」とのこと。診断の結果、まだ薬は続けてもらっています。

※CRP

炎症や組織細胞の破壊が起こると血清中に増加するタンパク質（C反応性タンパク）。ほかの検査と組み合わせて、急激な組織の破壊や病気の重症度、経過、治療成績などを判定できる。

「手術不可能」を乗り越えて、仕事に復帰する意欲が出た

E・Hさん　東京都・女性（現在52歳・初診時51歳）

平成25年、E・Hさんは咳がとまらなくなり、病院へ行きました。つい最近の50歳まで1日15～20本タバコを吸っていたので、禁煙外来へ行き、CT検査をしたところ、肺癌が見つかりました。胸膜に転移していて、「手術は不可能」という状態でした。

初来院は、翌年の平成26年8月28日。

E・Hさんの主食は、白米とパン。魚より肉を好み、乳製品は大好きでアイスクリームやチーズをよく食べていました。お酒は飲みません。この日、①Dr.・横内・半枝蓮湯　②桂枝加苓朮附湯《けいしかりょうじゅつぶとう》　③喘四君子湯　④麦門冬4グラムを処方、しばらく続

けてもらいました。

約1カ月後の9月24日。

ご本人が来られないので、ご家族の来院による代診です。お話によれば、「肋骨、リンパあたりの痛みがひどくなってきている。咳もとまらない。食欲が全然ない」とのこと。

11月6日「血液検査の結果が悪い。食事がとれない。抗癌剤の投与は終わったが、咳はひどくなっている気がする」

翌年の平成27年1月5日「抗癌剤治療の2クール目が終わった直後、スーパーで買い物中に気を失った。気になっていた味覚、食感の違和感がなくなってきた。春から仕事に復帰したい」

ここで、薬を減らして、①、②、④としましたが、しばらく抗癌漢方薬は続きそうです。

ステージⅣの肺癌でも「体調変わりなく、元気」

N・Sさん　大阪府・女性（現在78歳・初診時77歳）

平成25年12月、N・Sさんは検診で肺癌のステージⅣが判明しました。脳にも転移していました。

翌年の平成26年2月26日から抗癌剤治療を始めたところ、食欲が減退。口内炎が出来て、下痢にも悩まされるようになりました。

初来院は、それから4カ月後の6月27日。

N・Sさんは乳製品も肉類もごくふつうに食べているという生活で、お酒もタバコも口にしませんでした。診断の結果、①Dr.横内・半枝蓮湯　②喘四君子湯　③桂枝加苓朮附湯　④釣藤鈎《ちょうとうこう》4グラムを処方して、現在も同じ薬を続けてもらっています。

経過は以下のとおりです。

9月16日「体調も変わりなく、元気」

11月17日「元気なときにはなんでもないが、ストレスで食事が喉を通らないときもある」

12月15日「体調変わりなく、元気」

翌年の平成27年2月9日「元気で過ごしている」

経過はよさそうですが、当院の診断ではまだ抗癌漢方薬が必要なので続けてもらっています。

1日、2、3本のタバコでも肺癌に

J・Fさん　熊本県・男性（現在80歳・初診時78歳）

J・Fさんの初来院は、平成25年6月19日でした。

「2カ月前の4月、エックス線検査とCT検査をしたところ、肺癌、間質性肺炎、肺気腫が見つかった。階段を上ると息切れがする」とのことでした。

J・Fさんは主食が白米とパン、魚より肉を多く食べ、乳製品は少しだけという食生活で、お酒は毎日、日本酒を2合とウイスキーを少々、タバコは1日、2、3本吸っていました。①Ｄｒ・横内半枝蓮湯　②喘四君子湯　③大柴胡湯去大黄《だいさいことうきょだいおう》を処方して、以後も継続してもらいました。そのあとの経過は以下のとおりです。

7月18日「歩くスピードはまだ遅いと感じる。食事はおいしく食べている」

Ｊ・Ｆさんは薬を5週間分、持って帰る方だったので、どうしても治療の間隔が空いてしまいます。やがて、諸事情により薬をやめることになり、あとのご連絡はありません。

治療においては、患者さんのやむをえない事情もありますが、なるべく長期の計画を立ててのぞんでいただくのが、癌克服への間違いのない道です。

癌を宣告されて眠れない。不安を取り除く漢方治療

G・Nさん　神奈川県・女性（現在53歳・初診時52歳）

平成25年12月20日、G・Nさんが人間ドックを受けたところ、肺に異常が見つかりました。

年が明けて平成26年1月、風邪をひいて咳と痰が出て、39度の発熱がありました。そこで、2月12日にCT検査を受けたところ、肺腺癌が判明しました。

4月11日に手術となり、ステージⅠbと確認されました。G・Nさんはこれまで自分のことを「精神的に不安定なタイプ」と思ってきました。片頭痛持ちで、不眠症の傾向があったので、癌を宣告されてからは睡眠剤なしでは眠れなくなってしまいました。

初来院はそれから約3カ月後の7月3日。

「耳の下から喉にかけて、つまった感じが続いていていて、吐き気がある。喉が痛い。風邪をひいた感じがとれず、37度台の微熱がずっと続いている。胃が重く、痛みもある

ために不安で、一人で出歩けない」と苦しみを訴えていました。体重はこれまでに5キロ落ちたということです。

G・Nさんの朝食はパンで、肉類、乳製品をよく食べていました。お酒は飲みませんが、喫煙歴はありました。

通常、手術で癌細胞が切除しきれていない場合、最初からDr.横内・半枝蓮湯を処方しますが、G・Nさんの場合はすべて切除しきれていることが分かりました。そこで、半枝蓮湯を処方せずに、転移予防のために①桂枝茯苓湯《けいしぶくりょうとう》　②喘四君子湯　③抑肝散《よくかんさん》を処方して、続けてもらいました。

8月1日「右肺のチクチクする痛みがなくなった。右の足裏に違和感がある。これまで喉のつかえがあったが、午後だけになった。咳が出る。背中が痛い」

8月29日「喉が午後になってカラカラになる。寒くなると咳が出る。食事はおいしく食べられている」

ここで薬を変えて、①薏苡仁湯《よくいにんとう》　②柴朴湯《さいぼくとう》として、以後、ずっと続けてもらっています。

10月3日「先週の土、日に片頭痛と嘔吐があった。口内炎が三つある。喉のカラカラは変わらない」

11月7日「歯が欠けたので、歯科へ行った。喉のつまり、痛みがまだある。11月になって便秘になっている」

翌年の平成27年1月29日「疲れやすい。回転性目まいで病院からチラージン(甲状腺の機能が低下したとき、不足している甲状腺ホルモンを補うホルモン剤)を処方された」

G・Nさんは治療が進むにつれて、肺腺癌以外の持病が気になってきたようですが、これは症状が良くなってきた患者さんによく見られる傾向です。同年3月13日には花粉症、5月22日には不眠症の治療のために来院して、漢方を服用してもらっています。

長期の抗癌剤治療を勧める病院、やめたい患者さん

H・Oさん　愛媛県・女性（現在57歳・初診時54歳）

H・Oさんは平成20年に受けた人間ドックがきっかけで、ステージⅠbの肺腺癌が見つかりました。同年12月に手術をして、2年間、UFT（テガフール・ウラシル＝抗癌剤）を服用しました。

ところが、平成23年になって、肺全体に転移していることが分かり、「手術も放射線治療も不可能」と病院から言われてしまいました。

初来院は、翌年の平成24年10月24日。

喉がつまっている感じがあるものの、日常生活に問題はないようでした。食生活をお聞きしてみると、主食は白米、乳製品は少しだけ、魚も肉も同じくらいの頻度で食べていました。お酒は毎日ビールを1本。タバコは吸いません。

診断の結果、①Dr．横内・半枝蓮湯　②桂《けい》姜《きょう》棗《ぞう》草《そう》黄《おう》辛《しん》附《ぶ》湯《とう》　③十全大補湯を処方して、しばらく続けてもらいました。以下はその後の経過です。

11月4日（来院せず、薬は送付）「お腹の調子がいい。毎日お通じが出る」

12月12日「少しやせた。咳が前より減った」

翌年の平成25年1月15日（来院せず、薬は送付）「最近は咳がたくさん出る」

2月25日「体調が悪い。風邪をひいて38度の熱が出た。食事はとれている」

ここで薬を変えて、①、②に④四逆湯として続けてもらいました。

すると、約1カ月後の3月19日、H・Oさんから電話で相談を受けました。

H・Oさんが抗癌剤治療をやめたがっていたため、病院から「抗癌剤治療をしないようなら、緩和ケアはどうですか」と勧められ、どうしたらいいか、迷っていたのです。

私は「息苦しいようなら、酸素を投与してもらってください。がんセンターにも相談してください」とアドバイスしました。

食事療法をやめて、肺癌、肝転移の克服を目指す

M・Sさん　愛知県・女性（現在41歳・初診時40歳）

平成25年12月頃、突然、咳が出始めたM・Sさん。たまに、血痰がまじることもありましたが、特に気にしてはいませんでした。M・Sさんは毎年の検診は欠かしませんでしたが、胸部のエックス線検査だけはしていませんでした。

翌年の平成26年2月。咳がさらにひどくなったために病院へ行き、エックス線検査を受けたところ、肺腺癌が発見されました。

その後、がんセンターに転院。3月19日にCT検査を受けて肝転移が分かり、4月よりザーコリ（抗癌剤）の治療が始まりました。

初来院は翌月の5月20日。

このときは「背中や首に痛みがある。たまに咳が出る。食欲はある」という自覚症状でした。M・Sさんは肉も魚も同じように食べていて、特に牛乳、ヨーグルト、チーズが大好きでした。タバコは吸っていません。ちなみに、お父さんが胃癌、お母さ

んが子宮筋腫という病歴がありました。
診断の結果、①Ｄｒ．横内・半枝蓮湯　②Ｄｒ．横内・桂枝二越婢一湯加減　③喘四君子湯を処方して続けてもらいました。
６月21日「調子がいいので、６月10日に休んでいた仕事を再開したが、フラフラしたのでがんセンターへ行った。たまに肋骨部がキュッとするように痛い。食欲はあるが、抗癌剤の副作用でなかなか食べられない」
８月２日「右前胸部にズキンとする痛みがある。抗癌剤の副作用で食べられず、体重が５kg減った。左足裏にしびれがある（これも副作用によるもの）」
９月20日「８月12日頃から葛《くず》食半断食（３日間、葛を湯に溶いて飲む）をしていた。足の腫《むく》みがある。抗癌剤がアリセンサに変わった。微熱（37・６度）あり。前胸部の痛みがなくなった。咳はたまに出る。９月３日に脳のＣＴ検査をしたところ、転移が認められた」
私はＭ・Ｓさんの足の腫みを、「葛食半断食による浮腫」と診断しました。私の経験から言えば、食事療法をしている人は全員助かりません。Ｍ・Ｓさんのような断食や糖質制限といった、間違った食事制限も同様です。健康な人ならともかく、生きていくことが精一杯という癌患者に、食事療法や食事制限でどうやったら闘う力が生まれますか。栄養不足が細胞の浸透圧を狂わせ、水分が血管の外に流れ出し、結果として癌を悪化させるだけです。カロリーをとらなければ、癌と闘う力は生まれないのです。

M・Sさんのすぐあとに登場する「漢方を服用して3日目から鎮痛剤が不要になった〜E・Eさん」もまた、食事療法が逆効果となった例です。さらにあとで紹介する「検査、抗癌剤治療の繰り返し、食事療法が招いてしまった悲劇　〜I・Oさん」は、食事療法に癌と闘う力を奪われ、亡くなってしまった痛ましい例です。

この日、M・Sさんには葛食半断食をもうやらないようにお伝えして、これまでの薬に、④びわの種を加えました。以後は同じ薬を服用してもらっているので、経過のみ記載します。

10月25日「先月、新薬に変わってから、足の腫みがまた出始めた。体調は良くて、食事は食べられている。体重が41kgから43kgに増えた。右肋骨が痛くなることがある。1週間ほど風邪をひいた。10月31日にMRI検査の予定」

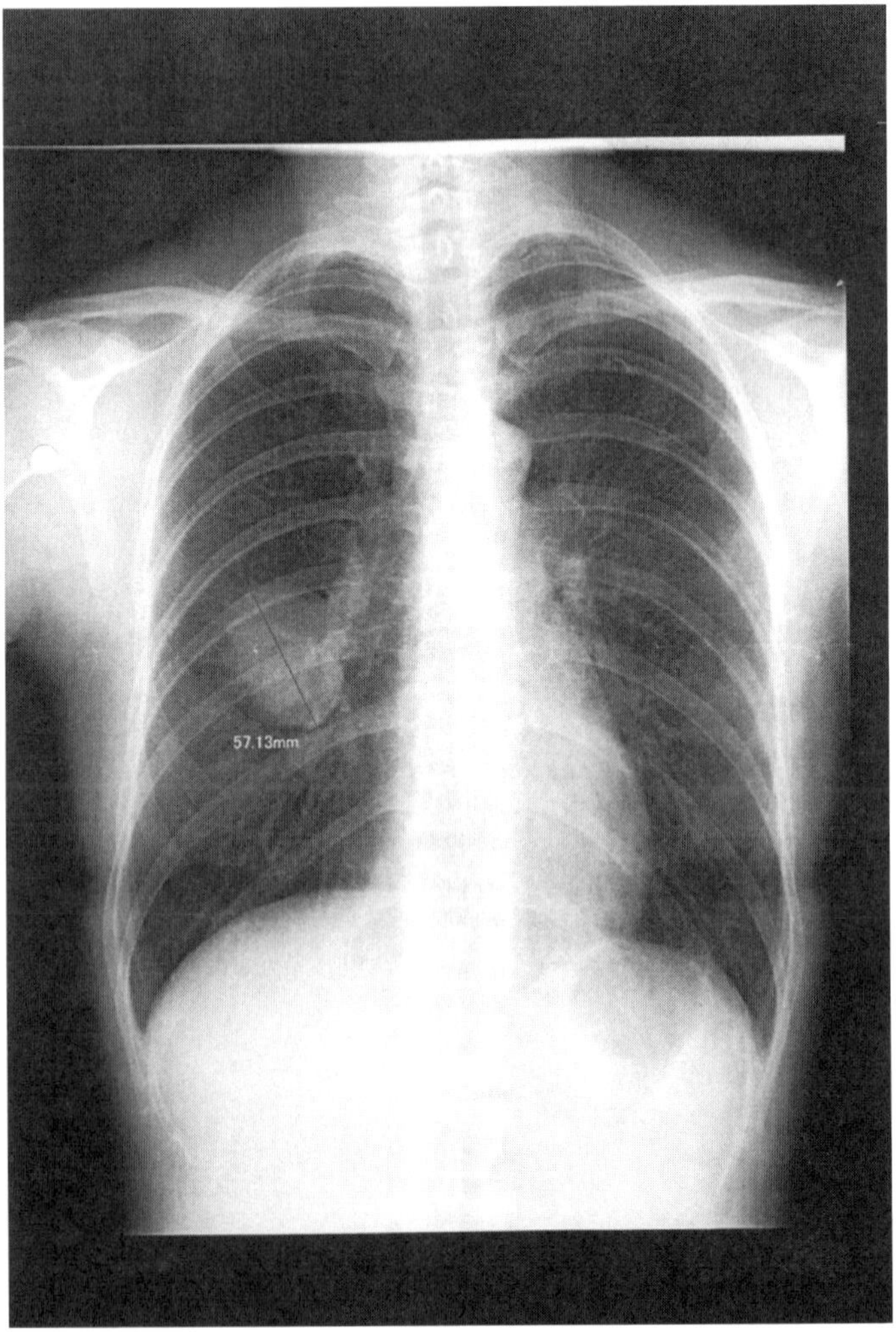

M・Sさんの患部エックス線写真①
肺腺癌を発見

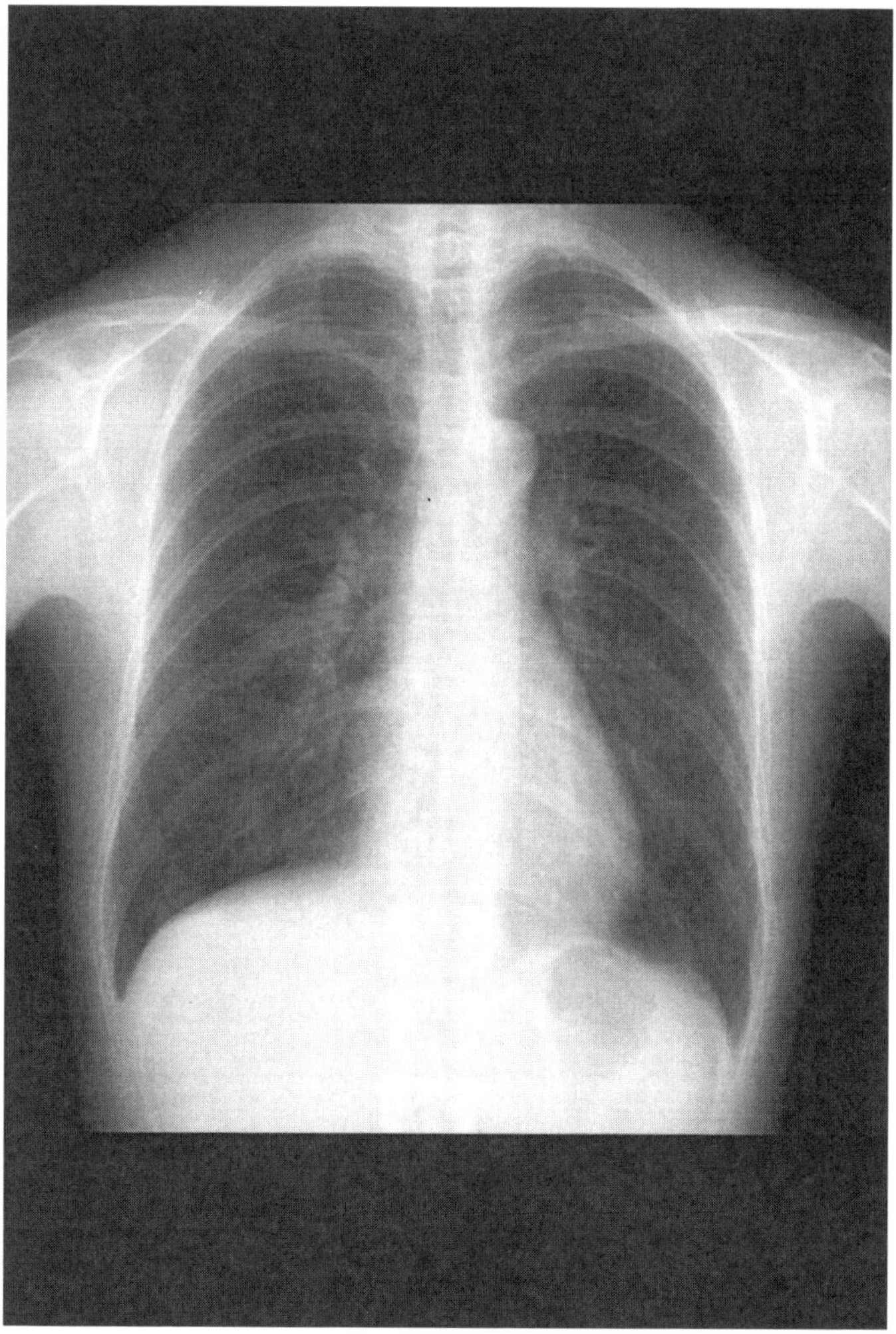

M・Sさんの患部エックス線写真②
肺の影が消えている

12月20日「11月20日から3日間、40度の高熱が出た。主治医から解熱剤を処方される。抗癌剤の副作用と副腎が悪くなっているために利尿剤を飲まなかったので、腹水が10kg増えた。その後、漢方を服用したら腹水はとれた。血圧も120／70になった。食事はおいしく食べられている。耳鳴りがする」

翌年の平成27年2月21日「年末まで熱と痛みがあった。1月10日頃にやった抗癌剤治療の効果があって、翌日より熱と痛みが下がった。1月のMRI検査では、脳転移は認められなかった。2月9日に再び抗癌剤治療をしたため、2日間だけ食欲が落ちた」

4月10日「非常に調子がいい。血圧が130～140あったので降圧剤を出された。右肋骨がチクチク痛む」

5月23日の診断で、とうとうM・Sさんの癌の活動がマイナスになりました。4月20日には病院に「4回目の抗癌剤治療をやめたい」と申し出たところ、主治医の了解が得られたとのことでした。症状は「たまにあちこちが日替わりで痛くなる。右肩頚筋違いをした。前胸部がつまる感じがある」ということで、薬は続けてもらっています。

漢方を服用して3日目から鎮痛剤が不要になった

E・Eさん　東京都・女性（現在57歳・初診時56歳）

E・Eさんは平成3年に子宮頸癌の手術、平成7年に子宮筋腫によって全摘出手術を受けました。

最近になって、ある日、肩に激痛が走ったため、救急治療を受け、PET検査をしました。そこで肺癌、左肺門縦隔リンパ転移が見つかりました。ちなみに、PET検査は、検査薬を点滴で投与して全身の癌細胞に目印をつけ、専用の装置で撮影するもので、1度の検査で小さな癌を発見できます。

E・Eさんは平成26年5月からW式食事療法を始めました。

初来院は同年の12月11日。

先に述べたように、食事療法をしていたら癌と闘う力が生まれません。私はすぐにW式食事療法の中止を勧めました。

E・Eさんは白米とパンを主食に、魚よりも肉を多く食べていました。乳製品はチーズ、バターが好きで、赤ワインを1日2杯飲んでいました。「現在、痛みはモルヒネで緩和している。下痢と便秘を繰り返している」という状態でした。

①Dr．横内・半枝蓮湯　②桂枝加苓朮附湯　③喘四君子湯を処方して、そのまま続けてもらいました。

12月26日「漢方の服用を始めて3日目から、鎮痛剤が不要になった」

翌年の平成27年1月22日「1日7千歩、歩けるようになった。気分がラク。これまでに、3、4回下痢があったが、もう大丈夫」とのことでした。

血液検査「Aランク」でも、たった2年で肺癌に

L・Iさん　千葉県・女性（現在66歳・初診時63歳）

L・Iさんは平成18年、甲状腺癌の手術を受けました。

その後、経過に注意して人間ドックを受け続けていました。

ちなみに、人間ドックの血液検査のなかにはアミノインデックス®検査（AICS）というものがあります。AICSは癌の確率を0・0〜10・0の数値（AICS値）で判断します。数値が高いほど確率が高く、判断の目安として「ランクA〜C」の3段階に分類されています。L・Iさんは平成22年まで、AICSが一番低い確率の「Aランク」と判断されていました。

ところが、平成24年4月になり、ある病院の「友の会検診」を受けたところ、肺癌が判明したのです。自覚症状はまったくありませんでした。そして、6月7日には手術を受けました。

L・Iさんの初来院は、その1カ月後の7月5日。

「いまは食べられるけれど、歩くと息苦しい」という症状を訴えていました。食生活は、主食が白米と玄米、どちらかといえば肉より魚が好きで、乳製品も食べ、お酒は毎日コップに1杯ほど飲んでいました。タバコは吸っていません。

診断の結果、L・Iさんの肺癌は6月7日の手術で切除できていることが分かったので、Dr．横内・半枝蓮湯を処方せず、転移予防のために①Dr．横内・桂枝二越婢一湯加減　②薏苡仁湯を処方して、以降、続けてもらいました。

約1カ月後の8月2日「超音波検査をしたが異常なし。食事は食べられている」ご主人が20日ほど前に風邪をひいて発熱し、その風邪がご本人にうつったものの、いまは元気になったということでした。

9月3日「体調は特に変わりなし」

11月26日「体調に異常なし」

以後も同じ薬を電話で注文されて、翌年の平成25年7月25日まで続きました。

この方は体調が良くなったのでご自分で判断されて、薬をやめました。ですが、患者さんの判断で薬をやめてしまったり、薬の量を減らしてしまったりすると、癌再発の危険が高くなります。このあとの「抗癌漢方薬を終了して、再開したケース　～F・Aさん」でも実例を紹介しています。患者さんは処方した医師のアドバイスに従ってください。

3カ月で肝転移のすべて、骨転移の一部の癌が消失！

H・Mさん　茨城県・男性（現在53歳・初診時52歳）

平成25年に肺に異変を感じたH・Mさん。

2月、5月、8月にエックス線検査を受けましたが、特に異常は認められませんでした。ところが、同年12月に風邪をこじらせて病院へ行き、検査をしてみると、そこで初めて小細胞肺癌が分かりました。

その後、翌年の平成26年1月～4月まで、抗癌剤治療。

さらに、8月にCT検査を受けたところ、再発して肝転移、骨転移までしていたことが分かりました。そこで、再び抗癌剤治療をしなければならなくなりました。

初来院は、それからまもなくの10月10日。

「頭が重く、胃腸の調子も悪い。食事は食べられている」という症状を訴えていました。H・Mさんは主食が白米、魚より肉食、乳製品は少々食べるという食生活。お酒はビールを毎日3~5本、タバコは1日60~70本というヘビースモーカーでした。

診断の結果、①Dr. 横内・半枝蓮湯　②喘四君子湯を処方しました。H・Mさんはその後も薬が変わっていませんので、以下は経過だけ記載します。

11月6日「10月31日にMRI検査があったが、放射線治療をしていないのに、骨転移の癌の一部が消えていた！　痰がからむ。喘息っぽい。声が出にくい。食事は食べられている。来週入院して抗癌剤治療の予定」

12月4日「抗癌剤治療が終わってから、体調が良くない。頭が重い。喘息が続いていて苦しい。前胸部が痛い」

翌年の平成27年1月14日「12月6日にCT検査をしたところ、肝臓の転移が消えていた。肺のほうは変わらず。12月10日に2回目の抗癌剤治療をしたが、以降、腰痛がある。食事は食べられている」

肺腺癌で「余命数カ月」の宣告からの復活！

V・Eさん　東京都・外国人男性

V・Eさんは30年前の昭和59年に検査で肺気腫が見つかったものの、そのまま放置していました。

平成23年になって検診したときにもなにも見つからなかったため、すっかり安心していたのですが、その後、どんどんお腹が出てくるようになりました。そこで、CT検査をしたところ、胸水がたまっている状態（1・5センチの影）が発見され、「余命数カ月」と宣告されてしまいました。

初めての来院は平成26年11月4日。

食生活の主食は白米とパン。魚も肉もふつうに食べていて、乳製品は食べないということでした。お酒は毎日、グラスにワイン1杯と焼酎のお湯割りを2杯。タバコは1日10～20本吸っていたそうです。

来院10日前から息苦しさを感じていたそうで、食欲がなく、足のむくみがひどい状態でした。そこで、①Dr.横内・半枝蓮湯 ②Dr.横内・桂枝二越婢一湯加減③喘四君子湯を処方しました。

翌月の12月26日「抗癌剤の副作用があまりなく、食欲が出てきた。胸水が3分の2ぐらいに減った。いまは断糖している」

翌年の平成27年2月7日には、「病院の検査で胸の影が分からなくなったと診断された」という報告を受けました。胸水がなくなったと考えられます。息切れもしなくなり、食欲は旺盛だとか。しかし、抗癌剤の副作用で鼻血が出ることがあり、「ひどいときには1時間とまらない」という状態なので、薬は変わらず処方しました。

3月12日「鼻血がたくさん出た。CEA値56。病気になる前より食べられている」

5月28日「体力が出ない。指先の感覚がない（これも抗癌剤の副作用）。食事はおいしく食べられている」

現在も同じ薬を服用中です。

Chapter 2

治療中期

抗癌漢方薬がいらなくなり、他の漢方薬に変わった事例

検査、抗癌剤治療の繰り返し、食事療法が招いてしまった悲劇

I・Oさん　埼玉県・女性（38歳で逝去・初診時36歳）

亡くなった方についても、問題提起を含めて書いておきます。

平成25年8月、I・Oさんは風邪をひきました。

ところが、なかなか具合が良くなりません。9月に入ってエックス線検査をしてみましたが、病院からは「特に異常なし」とのことでした。

11月になり、ふと右鎖骨上をさわったとき、シコリがあることに気づきました。

その後、頭痛がしたので病院へ行き、エックス線検査とCT検査を受けました。検査結果を待つ間に頭痛は増して、首筋が腫れ、吐き気がしてきて、やがて、ろれつがまわらなくなってしまいました。そして、11月10日に肺癌と診断され、脳とリンパへの転移も確認されました。

初来院は約1カ月後の12月4日。

右鎖骨上の腫脹《しゅちょう》（腫れ）に加えて、たまに後頭部に痙攣《けいれん》が走るそうで、「食事はし

ているものの、甘み、塩みといった味覚が感じにくい」とのこと。I・Oさんは肉類が大好きで、毎朝ヨーグルトを欠かさず、パンが好きでした。お酒は飲みますが、タバコは吸っていませんでした。①Dr.横内・半枝蓮湯　②桂枝加苓朮附湯　③喘四君子湯　④釣藤鈎4グラムを処方、しばらく続けてもらいました。

同月26日の来院では、抗癌剤の副作用のために、口の周りに発疹が出来ていましたが、それでも「食事はおいしく食べられるようになった」ということでした。

翌年の平成26年1月20日には「1月10日から発熱がある。先々週から調子が悪い。食欲がない」とは言うものの、CT検査では「肺癌が2センチから1センチになった。脳に転移した癌も半分になっている」と言われたということでした。

同月27日「頭痛がつらい」

ここで、すべての薬をエキス剤の処方にかえました。それを再び数カ月続けてもらいました。その間の経過は以下のとおりです。

2月7日「1月27日頃から右肩のハリが気になる。抗癌剤治療で食欲が減ったが、この数日は食欲がある」

3月4日「右顎下の小さなシコリがズキズキ痛む。右首筋（首の周りの右側の筋肉）が大きくなっている。2月10日から週1回、ホメオパシー療法（ドイツ発祥で『同種療法』と訳される。ある症状を起こさせる物質はその症状を治すことができるという原理に基づく療法）を始めた。体が軽い。前胸部がジリジリと痛い。生理不順もある」

3月31日「大腿部がピリピリする。右下顎リンパ圧の痛みがある。ズキズキが減っている。右頚部が腫れて張っている。生理が3月中旬に来た」

約1カ月後の4月30日「下肢の痛みがとれない。トラムセット（治療困難な非癌性慢性疼痛、抜歯後疼痛にたいする鎮痛剤）、リリカC（神経障害性疼痛、線維筋痛症にともなう疼痛にたいする鎮痛剤）を病院からもらったので、ちょっと軽減するかもしれない。右頚部がポコポコしている。生理は順調になった」

診断の結果、薬を少し変えて①、②、④、⑤黄連解毒湯《おうれんげどくとう》としました。

5月26日「下肢の痛みが弱まってきた。腰にしびれがある。右首筋が張っている。腋窩《えきか》（腋の下のくぼんだところ）にコリコリを一つ見つけた」

6月23日「左足首がしびれ、麻痺が集中している。歩くのが難しい。6月11日にエックス線検査で右胸水が見つかったが、呼吸は苦しくない。3、4日前から右目の外側が1、2分ほどチカチカするようになった。生理がちゃんと来ない。便秘。食事が半分くらいしか食べられない」

ここで再び薬を変えて①、④、⑤、⑥Dr．横内・桂枝二越婢一湯加減となりました。

7月7日「左肺転移が多発。右肺胸水が増加。今日は病院でドレナージ（体内にたまった余計な水分や血液などを体外に抜くこと）をした。抗癌剤治療のあと、放射線治療を中止。入院して食べている。ミネラルバランスが少し悪い」

7月22日「7月9日から抗癌剤治療をしている。7月17日にエックス線検査で左肺の胸水が判明。2リットル抜いた。心のう水もある。左手に腫みあり。7月9日にイレッサをやり、その後、肌荒れ、口内炎になる。朝、起きられない」

ここで、薬を変えて①、④、⑥、⑦人参養栄湯《にんじんようえいとう》としました。

8月4日「7月31日に病院で胸水を抜いた。病院からは『胸水、心のう水に癌がある』と言われた。イレッサのために吐き気がする。固形物がとれず、果物を食べている。800～1000キロカロリーしかとれないので、点滴で600キロカロリー摂取している。体調は2週間前よりとてもいい。腫みが減った」

8月18日「退院した。食事は1200～1300カロリーとれているが、食べると吐くのでは、という不安がある。排便感覚がなく、時間を決めてトイレに行っている。呼吸時、たまに肺が震える感じがある。調子は良くなっていると思う。8月6日にMRI検査をしたが、転移していると言われた脳のほうも具合が良くなっている」

この日、再び薬を変更して、①、④、⑧小建中湯《しょうけんちゅうとう》を処方しました。

9月1日「食事が1500～1700キロカロリーとれるようになった。肌の乾燥がひどい。呼吸がたまに乱れる。そのとき、右肺が痛い。5月20日から生理が来ていない。残尿感もあり、足のしびれもひどい」

薬追加で①、④、⑦に⑨びわの種を処方、しばらく続けてもらいました。

9月16日の来院では、I・Oさんから手づくりケーキをいただきました。顔色も良くなっていました。ご本人は「主治医から癌が4センチから2センチになったと言われた。気管支の腫れもなくなった。1500キロカロリー前後食べられるようになった」と喜んでいましたが、「ときどき、お尻にピリピリした痛みを感じる。右腋下のリンパがズキズキ痛む。両足の親指が化膿して痛い」という症状もありました。

9月30日「だいぶ調子がいい。右腋下のリンパがまだズキズキ痛む。イレッサを2日に1回にしたいと主治医に申し出たが、許可されず」

10月14日「かなり体調はいい。これまで杖を使って歩いていたが、使わずに歩けるようになった。首筋に出来た湿疹がかゆい。足の裏がときどき痛くなり、足にしびれがある。右腋窩がときどき痛い。病院から『もう少しイレッサがんばって』と言われている」

しかし、当院でRAS反応を調べてみると「陰性」と出ました。エックス線検査では、癌の勢いがなくなった抜け殻を確認しているだけで、大きさ自体は変わらなく見えるのです。私は「胸水に癌細胞はないと思いますよ」とご本人に伝えました。

ご本人は体調が良くなり、胸水などを減らすために里芋系の食事や他の食事療法をしてしまいました。その結果、体力が落ちて癌と闘う力が下がってしまったことも、亡くなってしまった原因の一つと考えられます。

その後、11月5日に病院でエックス線検査をしたところ、主治医から「胸水が少しある。肺癌が大きくなってきている」と言われたということでした。

11月11日「右腋窩がまだ痛い。右肩にコリより強い痛みがあり、ペインクリニックで鎮痛剤をもらって飲んでいる。横になったときに動悸がある」

ここから①の抗癌漢方薬は終わりにして、②、④、⑧、⑩薏苡仁湯の処方に変え、それを続けてもらいました。

12月9日の来院では抗癌剤治療の副作用があらわれていました。11月18日にI・Oさんは抗癌剤治療を受け、その後の抗癌剤治療は2クールずつ、CT検査は6クールの予定でしたが、すでに首、まぶたに腫れ、顔全体に腫みがあり、「左膝がしびれる。大腿が痛む。空咳《からせき》が出る。夕方、ときどき頭痛がする。食事は1200キロカロリーぐらいしかとれない」という状態。検査の結果、癌は小さくなり始めていると判明しましたが、主治医はそれを「抗癌剤が効き始めているから」と言っていたとか。

翌年の平成27年1月5日「抗癌剤治療のあと、左大腿、膝下のしびれが増して、10日以上続いている。左こめかみが痛い。1週間で食欲が減ってしまい、1000〜1

500キロカロリーしかとれない。右腋窩がたまにズキズキ痛む。空咳は減った」

その後、I・Oさんは1月13日に抗癌剤治療を予定していましたが、2日前から吐き気がおさまらず、中止となりました。吐き気はその後、2週間おさまりませんでした。頭痛もあり、むくみもひどいため、主治医から「脳転移の可能性がある」と言われて、1月23日にMRI検査、その後、点滴で抗癌剤治療をしました。

2月2日「手の震えがある。目まいもあり、先月27日頃から目の焦点が合わない。食べても戻すという生活だったが、いま、吐き気はない。左下肢が痛い」

この日、左耳も聞こえにくくなっており、突発性難聴と診断しました。「明日からジオトリフ（抗癌剤治療）を始める」と話していましたが、私は「脳転移はしていない。ウイルスの仕業《しわざ》ですよ」と診断して、ご本人に伝えました。

しかし、I・Oさんにはここから悲劇が起きてしまいました。

入院してしまうと、「抗癌剤治療をします」と言われても断われず、結果的に殺されてしまう場合が多く見られます。

I・Oさんもまた、再び抗癌剤治療を始めたところ、痙攣が起こり、緊急入院。

そのすぐあとの3月。信頼していたドクターが、移動で病院からいなくなってしまいました。そのショックもあって具合が悪くなり、残念ながら亡くなりました。

その後、介護にとても献身的に尽くされたご主人、彼女のお母さんが、フルーツを持って当院にあいさつにいらしてくださいました。

「最後まで横内先生に会いにいくと言って、病床で支度までしていたそうです」とお聞きして、私は無念の思いをかみしめることしかできませんでした。

余命半年と言われて漢方服用、痛みなしで1年以上を生きる

Y・Gさん　福岡県・女性（41歳で逝去・初診時40歳）

平成25年7月末、Y・Gさんは眼に違和感を覚えました。

8月に入って頭痛がしたので、同月26日に眼科へ行きましたが、様子がおかしいということで脳外科へまわされました。

9月3日に手術が行われ、そこで肺腺癌の脳転移、肝転移が分かり、「余命半年」の宣告を受けてしまいました。

初来院は平成25年9月17日。ご本人が来院できず、ご主人がデータを持参しての代診です。「現在、症状は出ていないものの、1週間前から脳圧を下げる点滴をしている。2、3日前よりは食べられるようになった」ということでした。ちなみに、Y・Gさんはこれまで肉食が多く、乳製品が好きでパン食を好む生活でした。

診断の結果、①Dr．横内・半枝蓮湯　②Dr．横内・桂枝二越婢一湯加減　③十全大補湯を処方して、しばらく続けてもらいました。

10月1日「病院で全脳照射終了」

データを送付いただいたうえで、診察。薬は変わらず。

同月21日にはご本人が初来院しました。

「たまに左胸がキリッと痛むことがあるが、すぐにおさまる。脳の手術をしたあと、右眼の視野が狭くなっている。食欲はある」とのことでした。

診断の結果、薬を少し変えて①、②、④柴胡清肝湯《さいこせいかんとう》としました。その後はデータを送っていただきながら診察、同じ薬を続けてもらいました。以下、しばらく経過のみ記載します。
11月27日「発熱はあるが、元気」
12月19日「家事を再開した。発熱はない。食べられているし、よく眠れる」
翌年の平成26年1月16日はご本人による2度目の来院です。
「たまに背中が引きつる。左季肋部《ひだりきろくぶ》（左上腹部）が痛むときがある。腰も痛い」
2月12日「元気。腰と股関節に痛みあり」
その後、2月25日に骨転移が見つかり、3月5日放射線治療が行われました。
3月14日「元気。まだ痛みはある」
4月10日「ゾメタ（抗癌剤治療）のあと、つらい。眼は気にならなくなった。食事は食べられている」
5月8日、データ送付による診断をしてみると、LC（肺癌）、RAS癌遺伝子、ともに陰性の反応が出ましたので、ここで薬を④、⑤薏苡仁湯、⑥桂枝加苓朮附湯に変更しました。

7月4日「胸水がたまり、7日に入院の予定。食事は食べられている。体調は元気なころの6~7割という感じ」

この日、薬を変えて⑤、⑥、⑦濾《ろ》肝《かん》去《きょ》瘀《お》湯《とう》としました。

その後、Y・Gさんは6月より左眼の見えかたがおかしいことに気づきます。7月7日の手術で3リットル抜いた胸水を調べてみると、癌の反応が陽性でした。7月30日にはMRI検査が行われ、結果はLCも陽性になっていました。

8月1日に送っていただいたデータをもとに、当院でも診断してみたところ、一度陰性になったLCが確かに陽性になっていました。そこで再び抗癌漢方薬の①に加えて、⑥、⑦を処方しました。

8月28日「8月5日に血栓治療が終了。21日、眼に放射線治療をした。足の腫れみのため、部屋の中を移動するだけで精一杯の状態。眼は半分も見えない」

診断の結果、薬を少し変えて①、③、⑦としました。

9月24日「放射線治療の結果、眼が見えない。お腹が張っている」

薬を追加して①、③、⑦に⑧びわの種を処方しました。

10月5日「腹痛がある。ＣＴ検査をしたら肝臓が大きくなっていた。腹水がたまっている。視力が落ちている。首筋右側のシコリが大きくなっている」

薬がまだ残っているというので、この日の処方はありませんでした。

翌日の6日になり、ご主人から突然、連絡がありました。

「自宅療養していたのですが、苦しくて昨日から入院しています。危ないと言われました。肝臓肥大になっているそうです。どうしたらいいでしょうか？」とのことでした。

このようなときは、漢方薬を煎じたものを氷状にして、かき氷のようにサクサクとさせて口に入れてあげると喉ごしよく入っていきます。それでも食べられない場合は薬袋を枕元において、アロマのように香りをかいでもらいます。それだけでも薬効がありますので、その旨をお伝えしました。

10月21日「少し元気になった」ということで、ご主人から漢方薬の注文がありました。このときは、9月24日と同じ処方です。

ところが、11月20日になって、ご主人から電話がありました。

「先生の漢方のおかげで苦しむことなく、眠るように亡くなりました。今まで本当にありがとうございました」

11月17日、Y・Gさんは亡くなられていました。

私の漢方薬を服用していると、苦しまないで亡くなる方が多いのは事実です。最後まで痛みもなく亡くなる方も多く見られます。

翌年の平成27年3月30日。Y・Gさんのご主人が予約を入れて、福岡より予防診断に見えられました。幼いお子さん二人もお連れになりました。

診断の結果、とてもお疲れだったので、人参養栄湯を1週間分、処方しました。

二人のお子さんはこのとき、お母さんが亡くなったことをまだ理解していない様子でした。「どうして治せなかったんだ!……」と、私は本当に悲しく、悔しく、こぶしを握りしめることしかできませんでした。癌は笑いながら貴重な命を奪っていったのです。

「余命3カ月」と言われ、一度は延命できたはずが……

H・Fさん　東京都・男性（46歳で逝去・初診時44歳）

H・Fさんは平成23年の夏頃、背中の痛みに気がつきました。10月頃になると食欲がなくなり、左足のつけ根が痛くなり、足を引きずりながら歩くようになりました。左肩が圧迫される感じもありました。やがて、左鎖骨上リンパが腫れたのがきっかけで耳鼻科へ行き、MRI検査を受けました。そこで肺癌の疑いが出たので、癌研究所へ。その結果、肺癌、リンパ節転移、肝転移、脳転移、骨転移が見つかりました。

初めての来院は平成24年1月6日。

「余命3カ月」の宣告を受けて、ご両親が泣きながらご本人を連れてこられました。「イレッサ（抗癌剤治療）をしている。酸素で歩けるようになった」とのことでしたが、このとき、心臓にかなりの水がたまっていることが分かりました。

H・Fさんは肉食が多く、乳製品は少し食べる程度。お酒は飲みませんが、タバコを1日20本吸っていました。診断の結果、①Dr.横内・半枝蓮湯　②Dr.横内・桂枝二越婢一湯加減　③十全大補湯を処方して、数カ月続けてもらいました。その間の経過は以下のとおりです。

2月7日「体調はいい。下肢の踏ん張りがきかない。運動ができない。食事はふつうに食べられている。仕事もやっている。癌に負けない気持ちでいる」

3月6日「苦しいのがとれて、体調は全然問題ない。2月末にCT検査をしたら、心のう水がなくなっていた」

4月11日「体調は順調。特に気になるところはない」

5月15日「元気」

この日、診断してみると、肺癌の反応が陰性になりました。ここで抗癌漢方薬①は終わりとなり、②、④薏苡仁湯、⑤黄連解毒湯に薬を変更しました。

6月12日「調子はいい。苦しさはまったくない。たくさん食べられている」

ところが、私があれほど「タバコはダメ！」と言い続けたのに、H・Fさんはまだ1日10本吸っていたことが分かりました。この人は最後までタバコをやめられない人でした。この日から②、④だけの処方で、半年以上続けてもらいました。
7月11日「体調は絶好調。心のう水がたまってきた。ラシックス（利尿剤）を服用している」
8月22日「仕事が忙しくても問題ない。ふつうの人以上に働いている。今月13日にCT検査をしたら、心のう水が減っていた」
9月26日「体調はすこぶるいい」
10月25日「体調はふつうでなにも変わらない」
11月27日「11月5日にCT検査をしたら、特に変化はなかった」
翌年の平成25年1月16日「12月は非常に忙しかった。胃の痛みもある。正月を過ぎて風邪をひいた」
2月9日「腰が痛いときがある」
この日、薬を少し変えて④、⑥補中益気湯としました。
4月3日「エックス線を毎月撮っているが、結果はなにも変わっていない」
この日は④のみを処方。

5月20日「声が出づらい。放射線治療をしたら痛みがとれた。病院からゾメタ（骨に効く抗癌剤）を勧められている」。ここでも④のみを処方。

6月末になり、Ｈ・Ｆさんは足のつけ根が痛くなり、立てなくなってしまいました。そこで、７月２日に病院へ行き、鎮痛剤を処方してもらいました。このとき、エックス線を撮りましたが、状態は前と変わりませんでした。

７月３日「声が出にくい。左脇胸が少し痛む。ＭＲＩ検査をして、脳への転移が消えていることが分かった」。この日、④に薬を追加して、⑦桂枝加苓朮附湯、⑧麦門冬（エキス剤）を処方しました。

その後、Ｈ・Ｆさんは９月18日〜10月３日まで癌研究所に入院して、抗癌剤治療をしました。

10月10日「抗癌剤治療のあと、１週間食べられなかった。体が重い。たまに背中に痛みがある」。この日、再び薬を変えて③、④の処方として、半年以上続けてもらいました。

11月21日「ＣＴ検査をしたが、変化がないので抗癌剤治療を２回目でやめた」

翌年の平成26年2月5日「12月後半からイレッサを飲み始めた。胸が圧迫されるような痛みがある。タバコの量が減った」

1カ月後の3月から県立がんセンターに転院。

3月31日「11日にタルセバを服用して足がしびれた。食べられない。喉が痛いので、流動食で流し込んでいる」

5月21日「一時的に良くなったが、先週から抗癌剤をTS―1に変えたところ、体重が落ちた。味覚がおかしくなっているが、無理して食べている。まだタバコを吸っている。疼痛がある」

そして、10月21日になり、お母さんがタクシーでご本人を連れて来院しました。しかし、H・Fさんは本当につらそうな様子でした。症状を聞くと、「2、3週間前から呼吸が苦しい。左の胸水が増えた」とのこと。胸水は心臓を圧迫するのでとても危険です。私は「すぐに入院して胸水を抜かないと死んでしまうよ！　早く病院へ行きなさい！」と言いましたが、H・Fさんは言うことを聞きませんでした。

診断したところ、なんとこの日、一度は陰性になった肺癌の活動が陽性になっていました。これは間違いなく、吸い続けたタバコのせいです。ひとまず、①、⑦、⑨喘四君子湯、⑩びわの種を2週間ずつ出しました。

翌日、お母さんから電話がありました。

「本人が絶対に病院に行きたくないと言うので、あれから様子を見守っていましたが、亡くなってしまいました」

一度は元気になり、延命できていたのに、とても残念です。平成26年10月22日、46歳の若さでH・Fさんは亡くなりました。

これまで、タバコを吸いながら癌を治した人は一人もいません。必ず亡くなっています。現在、当院では喫煙者の診察を受けつけていません。ホームページにもその旨、記載しています。それは、このような苦い経験が過去にいくつもあったからです。患者さんには禁煙の覚悟を決めていただかないと、治療の意味がないのです。

初診から5年で複数あった肺癌が消え、薬も卒業！

O・Uさん　栃木県・女性（現在66歳・初診時58歳）

O・Uさんはタバコを吸わず、お酒も飲まない人です。しかし、肉類は大好きで乳製品もほどほどに食べるという食生活を送っていました。

平成18年春のCT検査で肺に影が複数見つかり、病院からは「数が多いので、手術は不可能」と言われました。さらに、もともと不整脈があったので、「脈泊が40を切らないと治療はできない」とも言われてしまいました。

来院はそれから1年後の平成19年4月11日。

「今年のお正月は風邪がずっと治らないままでした。2、3年前から体力が落ちてきた気がします」と自覚症状を訴えていました。そこで、①Dr．横内・半枝蓮湯　②Dr．横内・桂枝二越婢一湯加減　③十全大補湯　④桂姜棗草黄辛附湯を処方しました。

約1カ月後の5月15日、2回目の来院。

「膝に痛みがある」ということで、処方は前回と少し変えて、①〜③に⑤桂枝加苓朮附湯を処方しました。

その結果、6月12日には「これまでは昼寝をしなくてはつらかったけれど、もう昼寝をしなくても大丈夫になった。下肢に腫れがあったがすっかりひいた」という状態まで改善しました。

診断の結果、①の抗癌漢方薬はここで終わりにして、前回からの②、③、⑤に、新たに⑥薏苡仁湯を処方しました。以後、この薬の組み合わせは1年近く続き、「毎年ひいていた風邪をひかなくなった。すっかり元気になった」という状態になりました。以後も経過はよく、12月1日からは薬は②と⑥だけの処方となりました。

平成20年、初めての来院から約1年後の5月にはゴールデンウイーク前に風邪をひいたものの、特に問題もなく、8月30日にお聞きしたところ、「人間ドックで検査を受けてみたら、異常なし」だったとのこと。当院の診断の結果、再び薬は減って、⑥だけになりました。

このころになると、「元気なので病気のことを忘れちゃう」と口にするほどで、翌年の平成21年5月には旅行にも出かけるようになりました。

その翌年、平成22年4月になって頻脈、7月には不整脈がときどき出たため、心臓カテーテル検査をしましたが、問題はありませんでした。このとき当院では⑦酸棗仁《さんそうにん》湯《とう》だけを処方しました。

平成23年7月には体調はいいものの、左膝が痛いという症状がまだ残っていたので、しばらく③を処方しましたが、その後の平成24年5月にはすっかり元気になり、薬は卒業です。あとは半年に1回の診察でOKとなりました。

4カ月しないうちに癌が消えて、毎日ゴルフに出かけるまでに

M・Oさん　愛知県・女性（現在43歳・初診時42歳）

M・Oさんの初来院は、平成26年3月25日。「少し前に、人間ドックで診断したところ、肺腺癌が見つかった。まだ自覚症状はない」とのことでした。食生活をお聞きすると、白米を主食に、肉と魚を同じ程度に食べていて、乳製品が大好きでした。特にチーズや生クリームを多く食べていたそうです。お酒は1日にビール1本と、ワインを2分の1本。タバコは吸っていません。

診断の結果、①Dr．横内・半枝蓮湯　②喘四君子湯を処方しました。そのまま同じ薬をお送りして、数カ月続けていただきました。

そして、2回目の来院となる7月4日。

診断してみると、RAS反応は「陰性」になっていました。「元気で毎日ゴルフをしています」と明るい表情です。この日から抗癌漢方薬はいらなくなり、②と③薏苡仁湯になりました。それから約3カ月続けて飲んでいただいて、治療は終了しました。

癌の反応は陰性になったが、抗癌剤治療をやめられない

Ｉ・Ａさん　兵庫県・女性（現在49歳・初診時47歳）

平成24年5月、Ｉ・Ａさんは引っ越しのあとで、しばらく右腕の痛みが続いているのが気になっていました。

同年12月には痛みが増して、とうとう眠れなくなりました。そこで、エックス線検査とＭＲＩ検査を受けたところ、肺癌があり、骨と脳にも転移していることが分かりました。

年が明けた平成25年2月、大学病院で放射線治療を受け、肺癌の痛みはなくなりました。4月にはがんセンターで抗癌剤治療を受けました。

初来院は、それから約7カ月後の11月28日。

「苦しくはないものの、食べられない状態が続いている」とのことでした。これまでの生活をお聞きしてみると、Ｉ・Ａさんは肉類も乳製品も食べていましたが、タバコもお酒もやらないという人でした。

診断の結果、①Dr．横内・半枝蓮湯　②桂枝加苓朮附湯　③十全大補湯を処方して、約5カ月続けてもらいました。その間の経過は、以下の通りです。

12月19日「肝臓の数値が上がる」

翌年の平成26年1月20日「体調はいい。肝臓の機能がWNL（within normal limits＝正常範囲内、異常なし）」

2月17日「体調はいい」

3月10日「変わらず元気」

4月16日の来院では「抗癌剤治療をもう14回もやっています。まだ続けたほうがいいでしょうか？」と質問を受けました。私は「主治医と相談して、そろそろ中止にしてもいいのでは？」とアドバイスしました。

5月10日「体調はいい。ちょっと食欲があり過ぎる」

この日、当院での診断でRAS反応が「陰性」と出たので、抗癌漢方薬を終わりにして、薬は②、③、④薏苡仁湯に変更してしばらく続けてもらいました。

6月5日にはようやく、主治医から「抗癌剤治療をやめてもいい」と言われたとのこと。このとき、「体調はいいが、肩がだるい」という症状を訴えていました。
7月8日「抗癌剤治療休止。ゾメタ（抗癌剤ではなく、痛みの軽減、骨折予防のために骨の癌に使われる）による治療のみになった」
ここで、薬を減らして、②と④のみ、処方しました。
8月1日「左足つけ根に転移した癌が痛い。首や後頭部がだるい。病院で全脳照射（放射線を脳全体に照射）をした。食事は食べられている」
ここで、前回から薬を一つ増やして、②、④、⑤釣藤鈎4グラムにしました。
8月26日「腫瘍マーカー値が上昇」
9月19日「前日にCT検査、MRI検査を受けた。脳の癌は数が増えていないが、ひとまわり大きくなっていた。肺は点々と花が咲いたように増えていた」
ここで薬を増やして、②、④、⑤、⑥びわの種を処方。以降、続けてもらいました。
10月14日「病院で全脳照射とタルセバ（切除不能な再発、進行性の非小細胞肺癌に使われる抗癌剤）治療をした」
11月10日「今日から10日間、全脳照射30グレイ」

12月18日「生理が1年ぶりに始まった。体がだるい。年明けからタルセバを始める」

アメリカナイズされた生活で肺癌に。対処の早さで短期間に好転！

H・Aさん　広島県・男性（現在46歳・初診時45歳）

H・Aさんは180センチ、110キロという大柄の男性です。

5年間アメリカに住んでいたため、肉をよく食べてきました。ファストフードのハンバーガーや乳製品が大好きで、コーヒー牛乳を2日で1リットル飲んでいました。お酒は週に2日程度でしたが、タバコは1日20〜30本。パソコンの前にすわりっぱなしという仕事だったそうです。

平成25年9月のある日、H・Aさんは突然39・6度の発熱に見舞われました。3カ月後の12月には、背中のコリやハリがとても気になるようになってきました。そこで、平成26年1月8日にエックス線検査を受けた結果、右肺に影が見つかりました。

初来院はそれから約2カ月後の平成26年3月17日。

診断のうえ、①Dr．横内・半枝蓮湯 ②Dr．横内・桂枝二越婢一湯加減 ③喘四君子湯を処方しました。翌月からしばらく来院できないため、同じ薬をお送りしていたところ、2カ月後の5月26日には「順調になりました」という報告を受けました。

その後、7月1日の来院では「調子もよく、食事もおいしく食べている」とのこと。RAS反応の診断結果も「陰性」と出たので、ここで抗癌漢方薬は終了となりました。処方は②と③に④薏苡仁湯の組み合わせとなりました。

そのまま同じ薬をお送りする状態が続き、経過も順調ということで、11月25日には、薬を減らして③と④だけになりました。その後も順調なまま、同じ薬を続けてもらいました。

6年後に再発するも、1年足らずで薬は全部卒業！

R・Eさん　埼玉県・男性（現在76歳・初診時67歳）

平成18年3月25日、R・Eさんは定期検診の血液検査でマーカー値が上がっていることを知りました。そこで、4月11日にCT検査と超音波検査をしたところ、結果は「異常なし」でした。

とはいえ、予防のためにと考えて、数日後の4月18日に来院されました。

R・Eさんは肉類をあまり食べませんでしたが、乳製品は大好きで、お酒を飲んでいました。タバコは吸っていません。

当院における初診でもRAS反応は「陰性」で癌はありませんでした。手術で癌細胞がすべて切除しきれていると分かったので、Dr．横内・半枝蓮湯を処方せずに、転移予防のために、①Dr．横内・桂枝二越婢一湯加減　②薏苡仁湯　③黄連解毒湯を処方して、しばらく服用してもらいました。

5月25日「体調が一段とよくなった」

7月27日「MRI検査、USG検査（超音波検査）でも異常なしと言われた」

このような経過をたどり、体調もいいのでご本人も通院をやめ、漢方薬を飲まなくなりました。その後、約6年が経過。

平成24年6月になり、R・Eさんは便秘の治療のため、病院の外科へ行ったところ、ポリープが見つかりました。ポリープは無事、切除したのですが、そのときのエックス線検査で肺に影が見つかったのです。

R・Eさんは8月8日に肺癌の手術を受けました。

久しぶりの来院となる1カ月後の9月7日には、「手術のあと、食欲が落ちてしまった。咳が出る。胸が痛い」という症状を訴えていました。そこで、②と④喘四君子湯を処方して、飲み続けてもらいました。それからの経過を記載します。

10月5日「食欲が出てきた。毎日5キロ歩いている。咳、痰が出る」

11月2日「順調だと思う。咳と痰が出なくなった。呼吸のとき、空気が薄く感じる」

12月28日「動くと息切れがするが、順調」

翌年の平成25年1月25日「息切れがよくなった。2〜3日、風邪をひいた」

4月5日「調子がいい。息切れは朝方のみ」
5月10日「朝の息切れがなくなり、食事がおいしい」
7月25日には「息切れはない。運動をしている」とのことで、ここで薬は卒業です。
以降は当院で半年に1回の健康診断だけしてもらっています。

抗癌剤治療の副作用を緩和する漢方薬

M・Mさん　東京都・女性（現在64歳・初診時47歳）

M・Mさんの初来院は、平成10年12月9日。

当初は癌でなく、「2年前から息苦しい感じがする。お腹が冷えると痛い。生あくびをすると吐き気がする」という症状を訴えていました。そこで、①桂枝加苓朮附湯②牛車腎気丸《ごしゃじんきがん》を処方しました。

年が明けて平成11年の1月12日「いままで右胸がつるような感じがあったが、それがなくなった」
2月26日「胸になにか違和感がある。冷たい空気を吸うと咳きこむ」
そこで、診断の結果、前回の①、②に③当帰四逆加呉茱萸生姜湯（エキス剤）を追加して処方しました。
3月19日になっても、まだ違和感がとれず、ここから④Dr．横内・桂枝二越婢一湯加減だけの処方として、しばらく続けてもらいました。
4月14日「お腹が冷えてグルグルする」
5月12日「痰がからむ。お腹の冷えはなくなった」
6月9日「まだ痰がからむ」
7月7日「体調はいいが、まだ痰は出る」
この日から、同じ④をエキス剤で出すようになり、さらに続行しました。
8月3日「痰が少しだけ出る」
9月7日「1週間、氷を食べていたら、下痢になった」
10月5日「肺にかゆみがある。咳、痰が出る」

11月2日「くしゃみと鼻水が出る」

状態は良くなったので、M・Mさんは一度、治療を終えました。

それから1年3カ月後の平成13年2月21日にも「胸に違和感がある」ということでしたが、このときは問題もなく、診察のみで薬の処方はありません。

その後、12年半が経過します。

平成25年8月23日、M・Mさんは久しぶりに来院しました。

話を聞いてみると、「半年前から息切れがしたので、生検とエックス線検査を受けたところ、肺癌と診断された」とのこと。自覚症状はありませんでしたが、すでにイレッサを服用中でした。この日、抗癌漢方薬の④、⑤Dr. 横内・半枝蓮湯、⑥十全大補湯を処方して、しばらく続けてもらいました。

9月13日「漢方薬のおかげで副作用が少ない。調子もいい。食欲もある」

10月11日には「9月19日のCT検査で、癌が小さくなっていると言われた」

11月8日には体調もいいということで、RAS反応を調べてみると「陰性」になっていました。ここで抗癌漢方薬を終了して、④と⑦薏苡仁湯に変えて続けてもらいました。
12月6日「イレッサをやめてみようと思っている。食欲が増えたけれど、体重は変わらない」
12月13日「体調変わらず、調子はいい」
翌年の平成26年1月7日「風邪気味」
2月4日「34度の低体温。食事はできている」
ここから薬は⑦のみで続けてもらいました。
3月18日「たまに息苦しくなる。イレッサを断った」
4月25日「息苦しくなることがある。夕方に気持ちが悪くなる」
6月3日「エックス線を撮ったら、『癌が大きくなっている』と言われた」

病院と東洋医学の診断が違うケースもある

F・Oさん　東京都・女性（現在78歳・初診時76歳）

毎年の健康診断は欠かさなかったF・Oさん。

平成24年の検診で2・5センチの左肺上葉腺癌が見つかり、同年12月19日に手術を受けました。

初めての来院はそれから約10カ月が経過した、翌年の平成25年10月9日。

F・Oさんの食生活は和食中心でしたが、白米のほかにパンも食べ、肉と魚を同じくらいとり、牛乳やチーズもふつうに食べていました。タバコやお酒はやらない人でした。初回は①Dr.横内・半枝蓮湯　②Dr.横内・桂枝二越婢一湯加減　③人参養栄湯を処方しました。この組み合わせをしばらく続けてもらいました。

すると、同月30日には「このところ感じていた腕のだるさがなくなった」ということですが、咳や痰が出るようになりました。

12月4日には「食欲はあるが、横になると手術後の傷が痛む」という状態。

年が明けて、平成26年1月10日には「夕方になると、左側胸部が疲れる感じがする」とのこと。それが、2月10日になって、「だんだん良くなっていると自分でも分かる」と口にするようになりました。

そして、漢方薬を飲み始めて約5カ月後、6回目の来院となる3月19日。診断の結果、RAS反応が「陰性」と出ました。「自分でも日に日に良くなっていると思う」とこの日も話していましたが、まだ完璧ではなく、目まいがして耳鼻科へ行ったり、夕方になると腕が下がったりするような違和感があったようです。そこで、抗癌漢方薬だけは終わりとして、②と③に④薏苡仁湯を加えて処方しました。

それから約1カ月後の4月18日には「具合はいいけれど、まだ夕方になるとしっくりこない」とのことで、再び薬を変えました。②と④に⑤補中益気湯を組み合わせて処方しました。

5月14日には「食欲が増しているので、自分でも控えるようにしないと食べ過ぎてしまう」と笑うほど元気になっていました。この日の薬の処方は前回と同じままです。

6月12日には「病院のエックス線検査の結果、肺がキレイですと言われた」とのこと。この時点で②と④だけに薬を減らしました。

7月8日には「朝は調子が良いものの、夕方から上肢がだるい」というお話でしたが、その後、「7月28日に病院でCT検査をしたところ、4㎜×8㎜に左肺上葉腺癌が縮小しているのが確認された」とのこと。そこで、病院のドクターも「化学療法をしたくないならしかたがない」と言ってくれたそうです。8月5日からは、薬を変えて再び④と⑥桂枝加苓朮附湯を処方しました。

ところが、9月4日になって少し咳と痰が出たので、F・Oさんが病院で調べてもらったところ、胸膜《きょうまく》播種《はしゅ》（米粒大の小さな癌細胞の塊が腹腔内に種を播く状態で散らばり、再発癌となる）と診断されました。

ここで薬を前回までの④と⑥に⑦麻杏甘石湯をくわえて処方しました。

11月13日の来院では「スタミナがついたと思う」と話していましたが、診断の結果、薬を再び④と⑥だけに戻しました。

12月24日には「2、3日前から脇がチクチク、ズキンとする痛みがある」とのことで、④と⑥に⑦を追加しました。

その後、年が明けた平成27年1月6日にCT検査をしたところ、病院から「胸膜播種が大きくなっている」と言われ、F・Oさんは不安になったようです。

私の診断としては、たいして変わっていないと考えています。

癌が消え、抗癌剤治療の副作用もなくなって元気に

E・Mさん　青森県・女性（現在76歳・初診時74歳）

平成22年、肺炎を起こしたのをきっかけに、E・Mさんは病院でエックス線検査を受けました。その結果、肺腺癌からリンパへの転移が見つかりました。

その後、抗癌剤治療の副作用で口内炎が起き、やわらかいものしか食べられず、疲れやすくなりました。たまに頭痛と肩こりもありました。

初来院は平成25年8月23日。

E・Mさんは肉類をそれほど食べないものの、乳製品はふつうに食べていて、お酒

もタバコも口にしない人でした。診断の結果、①Dr．横内・半枝蓮湯　②Dr．横内・桂枝二越婢一湯加減　③十全大補湯を処方して、同じ薬を続けてもらいました。

その後、9カ月間、特に気になる症状もないまま、翌年の平成26年4月にCT検査を受けました。ドクターのなかにはこちらに（当院に）データを出してくれる人と、拒否する人がいます。患者さんもなかなか言いにくいという心理があります。

5月23日の来院でE・Mさんはデータを持参できませんでしたが、「（自分で見た印象では）大きさは変わらないが、影が薄くなって見えた」そうです。さらに、「いまは咳、痰もなく、よく食べられている」とのことでした。

RAS反応を調べてみると「陰性」と出たので、癌のエンジンがこわれたと分かりました。ここで抗癌漢方薬は終わりです。それから数カ月間、②、③に④薏苡仁湯を追加して続けてもらいました。

初来院から1年2カ月弱となる平成26年10月10日には「苦しいこともなく、ちゃんと食べられている」と報告を受け、ここからは、②と③だけ服用してもらいました。

ステージⅣの肺癌が「痛みも倦怠感もほとんどない」までに

F・Eさん　京都府・男性（現在62歳・初診時59歳）

F・Eさんは20年来、毎年、人間ドックを受けてきました。

そして、平成23年9月に受けたときに、CT検査、PET検査で左肺にステージⅣの肺癌が見つかりました。咳と血痰が出るようになり、すぐに抗癌剤治療が始まりました。

初来院は、翌年の平成24年1月28日。

F・Eさんは肉をあまり食べませんでしたが、乳製品はふつうに食べていて、お酒もタバコも口にしていました。診断の結果、①Dr．横内・半枝蓮湯　②Dr．横内・桂枝二越婢一湯加減　③十全大補湯を処方して、しばらく服用してもらいました。

1カ月後の2月28日「放射線治療30回が終わったところ。咳は出るが、苦しくない。だるさがある。階段は息切れがする」

5月10日「階段を上る足どりが前よりも早くなったが、呼吸がつらい。放射線治療が終わって1カ月後から胸部が痛い」

診断の結果、ここで抗癌漢方薬は終了。③、④喘四君子湯、⑤薏苡仁湯に変えて続けてもらいました。

6月30日「元気にしている。湿疹が出た。尿の出が悪い」

それから数カ月、特に大きな変化もなく過ごしていました。9月13日には「自覚症状はほとんどない」となって、薬を減らして④、⑤としました。

11月12日「咳が出るときがある。尿の出がいいときと、悪いときがある」

再び薬を追加して、④、⑤、⑥黄連解毒湯としました。

12月26日「痛みも違和感もない」

また薬を減らして④、⑤です。以後は、長い間にわたってこの組み合わせを続けてもらい、経過をみました。

翌年の平成25年3月14日「検査で『右肺にわずかな影か？』と思われたが、病院では経過観察することになった」

4月16日「CT検査、MRI検査の結果、病院から『影が薄くなっているか、縮小していると考えられる。問題なし』と言われた」

それからも薬を服用し続けて、11カ月後の平成26年3月7日。突然、「CT検査、MRI検査の結果、右肺中葉に癌再発が分かった」と報告がありました。ご本人に問いただしてみると、これまで治療しながらお酒を飲んでいたのだとか。いくら漢方薬を飲んでも、癌の活動を活発にさせるお酒を口にしていたら、なんにもなりません。私は控えるようにきつく注意しました。

6月19日「4月22日に右肺中葉の手術をした。4月29日には間質性肺炎になり、ステロイドをした。体重が減っている」

8月30日「右足にしびれがある。筋力が低下した。食欲はある」

10月15日「放射線治療と抗癌剤治療をした。副作用は多少のだるさがあるだけ」

ここで薬を追加して④、⑤、⑥人参養栄湯として、以後も続けてもらいました。

翌年の平成27年1月22日には「痛みや倦怠感はほとんどない」と回復しています。

自分でも血流が良くなったのを実感できた

E・Aさん　兵庫県・男性（現在73歳・初診時65歳）

平成18年４月、エックス線検査でE・Aさんの肺に影が見つかりました。その後、ＣＴ検査、ＰＥＴ検査で肺癌と診断され、９月11日に手術、その後、抗癌剤治療をしました。

初来院は、それから11カ月後の平成19年８月10日。

E・Aさんは肉類が大好きで、乳製品は少々、お酒を飲み、タバコを吸っていました。診断の結果、①Dr.・横内・半枝蓮湯　②Dr.・横内・桂枝二越婢一湯加減　③十全大補湯　④桂姜棗草黄辛附湯を処方しました。

10月29日「息が苦しい。体もだるいが食事はおいしく食べられている」

この日、①、②、⑤補中益気湯、⑥酸棗仁湯に薬を変えました。

12月３日「体調がだいぶ良くなった。喉がつまった感じがする」

ここでも薬を変えて①、②、⑥、⑦薏苡仁湯に変更。

翌年の平成20年6月5日「血色がいいと人に言われるが、自分でも血流が良くなっているのが実感できる」

診断の結果、ここで抗癌漢方薬は終わりとなり、②だけで続けてもらいました。

12月5日「日常生活をふつうに過ごしているが、スタミナが減ったように感じる。少し食欲がないかもしれない」

翌年の平成21年1月6日「元気。食欲が戻った」

3月26日にも元気でしたが、顔色があまり良くない感じだったので、薬を追加して②、⑧桂枝茯苓湯を処方しました。

4月28日「元気。ゴルフをやっている」

ここで、再び薬を減らして⑧だけにして、服用が続きました。

翌年の平成22年2月16日「風邪をひかなくなった」

さらに11カ月後の平成23年1月12日「注意して風邪をひかないようにしている。食事もおいしく食べられている」

こうして、1カ月後の2月23日に薬はすべて卒業。あとは、半年に1回のチェックでＯＫとなりました。

肺癌末期、高齢でも漢方薬を飲んでテニスを楽しむ

Ｇ・Ｉさん　千葉県・男性（現在80歳・初診時79歳）

平成17年、Ｇ・Ｉさんは以前にかかった肺炎の後遺症を調べるため、エックス線検査を受けました。そこで肺癌が判明、５月10日に手術を受けました。

しかし、その後再発して、平成20年７月24日に陽子線治療を受け、平成24年12月12日に肺癌が３カ所見つかりました。平成25年１月にはＰＥＴ検査で肺癌末期と分かり、結局、三つの有名病院（がんセンター、東大病院、千葉大学病院）で「治療方針なし」と宣告されました。

それから１年以上が経過した平成26年５月19日。Ｇ・Ｉさんは名のある有名病院でさじを投げられても、助かりたい一心で当院へやってきました。

状態を聞いてみると、「いまは苦しいことはない。食事はおいしいし、いつもテニスをしている」とのこと。G・Iさんの主食は白米、肉も魚もあまり食べませんが、乳製品は食べていました。お酒もタバコもやっていませんでした。

この日は①Dr．横内・半枝蓮湯　②桂枝加苓朮附湯　③喘四君子湯を処方してしばらく続けてもらいました。

6月13日「咳がよく出るようになった。病院から咳止めをもらって飲んでいる」

7月11日「病院では化学療法以外にやれる治療がない。咳の状態は変わらず。体力が低下。食べられてはいるが、前より食欲は落ちた。息切れするが、健康のためにテニスをやっている。背中がもう何年も痛がゆい」

8月8日「咳が続いている。食べるようにしているが、食欲はない。体力が落ちていて、息切れがひどい。テニスを続けているが、1時間50分の最後の10分だけプレーができなかった」

9月26日「『エックス線の影が大きくなっている』と言われた。息切れと咳がひどい。食欲もない」

この日、薬を変えて①、③、④びわの種、⑤麦門冬6グラムとしました。

10月31日「咳が改善されたが、漢方薬が飲めなくなってきた。飲むと胃がムカムカして逆流してしまう」

ここで、薬を減らして③、⑤としました。

念のために、という気持ちが身体を守る

F・Kさん　神奈川県・女性（現在72歳・初診時62歳）

F・Kさんは平成16年12月の定期検診がきっかけで、ステージⅢの肺癌、リンパへの転移が見つかりました。その後、病院で抗癌剤治療と放射線治療を受け、「癌が縮小した」と言われたそうです。

初来院は翌年の平成17年5月10日。

F・Kさんはこれまで肉類も乳製品もそれほど食べず、お酒もタバコもやらないと

いう生活を送ってきた人でした。

診断の結果、抗癌剤治療と放射線治療の効果があったことが分かりました。そこで、Dr．横内・半枝蓮湯を処方せずに、転移予防のために、①Dr．横内・桂枝二越婢一湯加減　②薏苡仁湯を処方して、しばらく続けてもらいました。

6月13日「体調は変わりない。左側胸部がチクチクする」

7月11日「エックス線検査を受けて結果が出た。『癌の影かもしれない』と言われる」

8月8日「体調は特に変わらないので、最近は癌の心配をしなくなった」

この日、薬を変えて②と③桂枝茯苓湯としました。

11月19日「右肩腋窩《えきか》痛が減った」

12月17日も「変わりなし」で、この日、薬を減らして②だけとしました。

それからも続けてもらい、F・Kさんは1年以上も変わらずに元気で過ごしました。

平成19年5月11日「疲れると背中が痛くなるが、特に気になることはない」

8月10日「風邪をひいた」

9月14日「これまで感じていた左側胸部の痛みがなくなった」

10月12日にも「体調変わりなし。右手の3指が関節炎になった」

この日、薬を変えて④桂枝加苓朮附湯のみとして服用が続きます。

翌年の平成20年1月11日「風邪をひいて吐いた」

2月8日「元気。食事もおいしく食べられている」

その後、症状も変わらず、1年10カ月後の平成21年12月18日にも「元気で過ごしているが、疲れると背中に痛みが出る」

それから半年後の平成22年6月25日にも「特に気になる症状はなく、元気で過ごしている」とのことで、この日の診断で薬はすべて卒業です。

あとは半年に1度の検査をしてもらうことになりました。

病院の診断では肺癌でも、癌の反応はなし

S・Aさん　東京都・女性（現在83歳・初診時82歳）

平成6年に子宮頸癌が分かり、手術を受けたS・Aさん。その後、平成22年12月になって急に痰がつまるようになり、平成25年1月26日にCT検査をしたところ、肺癌と診断されました。

初来院は1年後の平成26年2月20日。「苦しい自覚症状はない」ということで、当院で診断してみると、RAS反応は「陰性」と出ました。S・Aさんの主食は白米、魚よりは肉類を多く食べていました。タバコは吸っていません。①Dr．横内・桂枝二越婢一湯加減　②喘四君子湯を処方して、しばらく続けてもらいました。

3月25日「3月17、18、19日と、内視鏡検査、生検を受けて結果待ち」

4月30日「4月の初めにフラッとすることがあった。4月16日にPET検査をした。これまでの検査結果は肺癌、間質性肺炎。血圧が180／104と高いので、降圧剤

を飲んでいる」

6月27日「6月24日に気管支鏡検査をやった。長くて疲れた」

8月1日「先日の気管支鏡では『患部がとれなかった』と聞いた。具合は悪くない」

診断の結果、これまでの薬の1日分を2日かけて飲んでもらうことにしました。

10月7日「体調は悪くない。病院でエックス線検査を受けたら、肺に影が見つかった。息切れがする」

この日、薬を②、③びわの種に変更しました。

12月9日「体調は特に変わりない。気楽に歩けない。いままで60分で7000歩だったのが、いまは80分かかる」

この日、薬を減らして、②のみとしました。

抗癌剤治療で肝機能が悪化。漢方薬で体調をとり戻す

Ｈ・Ｈさん　群馬県・男性（現在62歳・初診時60歳）

Ｈ・Ｈさんは平成19年２月１日に肺癌が見つかり、翌年の平成20年１月26日に手術を受けました。

平成24年３月６日には肺にたまった胸水を除去。その後、再発が分かって、10月10日から11月25日まで入院して抗癌剤治療（イレッサ）をしました。

初来院は、約１年後の平成25年12月25日。

「食事は食べられているが、喉がつまっているような感じがする」とのことでした。Ｈ・Ｈさんの主食は白米、肉よりは魚という人で、乳製品は食べていました。アルコールもタバコも口にしていません。診断の結果、①Ｄｒ．横内・半枝蓮湯　②桂姜棗草黄辛附湯を処方してしばらく続けてもらいました。以下は、薬を送り続けながら、容体をお聞きした記録です。

約１カ月後の翌年、平成26年１月20日～２月19日「体調はいい」

3月26日「血液検査の結果、『肝機能が悪い』と判明」
4月25日「先日の3月26日～4月22日まで肝機能の数値が高かったため、病院の治療はウルソ（肝機能改善薬）のみ」
5月24日「4月22日からイレッサを1日おきにやっている。5月20日からは毎日」
6月23日「CEA値が下がった」
この日から薬を減らして、①のみで続けてもらいました。
7月24日「またCEA値が下がった」
9月18日は久しぶりの来院でした。「体調は良くなっているが、イレッサとウルソで肝機能が悪化した。体重が3kg減った」という状態でした。とはいえ、この日、当院でRAS反応を調べてみると「陰性」と出たので抗癌漢方薬はここで終了です。あとは③薏苡仁湯を処方して続けてもらいました。
10月20日「CEA値が少し上がった」
11月20日「CEA値がまた下がった」
12月20日「ALP（※）値が上がった」

翌年の平成27年1月16日「体重が1・5キロ戻った。体調は良くなっている」

※ALP
アルカリ性の状況下でリン酸化合物を分解する酵素。肝臓や骨、小腸、胎盤などに多く含まれ、これらの臓器がダメージを受けると血液中に流れ出してくる。

気にならないほどに体調を整えながら、肺癌を治す

F・Sさん　宮崎県・女性（現在66歳・初診時60歳）

平成20年12月の定期検診で肺に異常が見つかったF・Sさん。

これまでまったく自覚症状はありませんでした。

翌年の平成21年1月には、病院で細胞診をしても見つかりませんでした。しかし、病院からは「7割肺癌の可能性がある」と言われ、その後、CT検査の結果、改めて

「右肺癌の疑いがある」と診断されました。

初来院は1カ月後の2月25日。

食生活をお聞きしてみると、魚よりも肉を食べていて、乳製品は少しだけ。お酒は少々飲みますが、タバコは吸わないという人でした。診断の結果、①Ｄｒ．横内・半枝蓮湯　②Ｄｒ．横内・桂枝二越婢一湯加減　③十全大補湯を処方しました。

3月28日「特に自覚症状はない」

とはいえ、診断の結果、ちょっと胃の調子が悪いようだったので、前回の①、②、③に、④平胃散《へいいさん》（エキス剤）を追加しました。

5月8日「右肘がときどき痛むが、ほかは特に気になる症状もない」

ここで薬を減らして②、⑤薏苡仁湯として服用を続行。

8月7日「調子はいい」

この日、当院でＲＡＳ反応を調べたところ、「陰性」と判明しました。

12月25日「特に気になることはない」

再び、薬が減って②のみとなりました。

1年後の平成22年12月25日「調子はいい」

さらに、10カ月後の翌年、平成23年10月29日「この夏、重く苦しい感じもあった。ちょっと狭心症のような感じもあったが、調子はいい」

その11カ月後の平成24年9月7日「夏は疲れがたまって、左肘、膝、左の脇腹に痛みがあった」

ここで薬を追加して②と⑥桂枝加苓朮附湯を処方しました。

翌年の平成25年5月10日「前回来院後の10月頃より、体のあちこちに湿疹が出来た。左手に関節痛がある」

薬を変更して②と⑦十味敗毒湯《じゅうみはいどくとう》を処方しました。

同年10月10日には湿疹もおさまり、②だけとなりました。ここで金銭的事情もあり、これまでの薬の1日分を2日かけて飲んでもらうことにしました。

翌年の平成26年2月24日には「元気に過ごしている。ときどき、左側の腹部が痛む」という状態にまで回復しました。

5年弱かけて肺癌完治、薬をすべて卒業！

F・Iさん　神奈川県・男性（現在72歳・初診時63歳）

平成17年8月、F・Iさんがエックス線検査を受けたところ、「肺に影がある」と言われました。PET検査の結果、肺癌が判明。10月には抗癌剤治療と放射線治療を受けました。

初来院は、その翌年の平成18年7月28日。「足がしびれている。右前胸部に痛みがある」という症状を訴えていました。F・Iさんは肉類をそれほど食べませんが、乳製品は口にしていて、お酒を飲み、タバコを吸う生活をしていました。診断の結果、①Dr．横内・半枝蓮湯　②Dr．横内・桂枝二越婢一湯加減　③十全大補湯　④桂姜棗草黄辛附湯を処方しました。

その後、しばらくは変化もありませんでしたが、2カ月後の9月29日に診断した結果、抗癌漢方薬はおしまいとなりました。「食欲がだいぶ出てきた。湿疹が出てかゆい」という状態だったので、薬を⑤薏苡仁湯　⑥桂枝加苓朮附湯　⑦黄連解毒湯に変更して処方しました。

10月27日「しびれがある。便秘。かゆみはなくなった」

ここで薬を減らして⑤、⑥としました。

11月25日「まだしびれがあるが、気分はラクになった。まだ便秘」

12月25日「まだしびれがある。食欲がだいぶ出てきた」

再び薬を減らして⑤のみで続けてもらいました。

翌年の平成19年1月25日「胸部が痛いときがある。しびれがまだある」

3月28日「体調は問題ない。元気。あとは足のしびれだけ」

5月28日「病院でエックス線検査を受けたところ、『肺癌が2分の1になっている』と言われた」

その後は数カ月にわたって、「元気で体調もいい」という時期が続き、11月19日にも「少しフラフラしたときがあったが、いまは体調も変わりがない」とのこと。

薬を変更して⑧桂枝茯苓湯のみとしました。

それからも特に問題もなく、約10カ月が経過した翌年の平成20年9月3日には「今年は夏バテしなかった。食欲があるのでちょっと太り気味になってしまった」

さらに翌年の平成21年2月6日「体調に変化はないが、五十肩が出た。フラフラすることはない」

再び薬を変えて⑥のみを処方。

こうして翌年の平成23年10月14日を迎え、診断の結果、薬は卒業となりました。以後は、半年に1回、受診をしてもらっています。

早く対処すれば、薬も早く減らせて負担も少ない

H・Sさん　愛知県・男性（現在55歳・初診時51歳）

平成21年、H・Sさんは検診で「肺に影があるかもしれない」と言われました。

このときはまだはっきりしなかったので、平成22年になって精査しました。CT検査、PET検査、MRI検査では癌の「陽性」反応が出ましたが、生検では「陰性」

でした。

その後、同年12月13日に手術を受け、生検したところ「陽性」反応が出ました。

初来院は、年が明けてまもなくの平成23年1月8日。

「咳が出る。左首から肩がつっぱっている」という症状でした。H・Sさんの主食は白米。魚よりも肉食で、乳製品は少しだけ食べる生活をしていました。お酒は毎日ビール1本で、タバコは1日10本程度を2年前まで30年間にわたって続けていました。
①薏苡仁湯　②桂枝茯苓湯　③桂枝加苓朮附湯を処方して数カ月間、服用してもらいました。
1カ月後の2月2日には「煎じて飲むと軟便になる。マーカー値は問題ない」

それからしばらく、「特に体調で気になるところはない」という報告が続きました。

6月14日には薬を減らして①、②を処方して続けてもらいました。

その後も「特に気になることはない。食事もおいしく食べている」ということで、翌年の平成24年2月29日には再び薬を減らして①のみとしました。

約9カ月後の11月10日には病院の検査もありましたが、結果は「悪いところはなにもない」とのこと。

さらに翌年の平成25年7月10日「検診で中性脂肪が高かった（４５４）」

8月21日「7月の終わり頃からしわがれ声が出ている」

という経過をたどって、治療は終了しました。

癌でも漢方薬を飲みながら仕事ができる

Ｉ・Ｉさん　愛知県・男性（現在61歳・初診時59歳）

平成24年6月頃から咳こむようになったＩ・Ｉさん。

12月には3回も肺炎にかかりました。その後、翌年の平成25年10月、11月の検査で肺癌と診断され、抗癌剤治療をしました。

初来院はすぐあとの12月27日。

このときにはまだ、「咳は出るものの、特に痛みはない」という状態でした。Ｉ・

Ｉさんは肉類が大好きで、乳製品を少々、お酒は飲みませんでしたが、タバコは吸っていました。①Ｄｒ．横内・半枝蓮湯　②Ｄｒ．横内・桂枝二越婢一湯加減　③喘四君子湯を処方して、しばらく続けてもらいました。

翌年の平成26年１月20日「症状に変化なし」

２月17日「体重が増えた。仕事はふつうにしている」

３月17日「背中がかゆい。咳がたまに出る。ＷＢＣ（白血球数）は正常」

４月14日「咳が少し出る。血圧が少し高い」

５月12日「咳が少し出るものの、仕事はできる」

５月26日「調子はいい。食欲もある」

診断の結果、この日で抗癌漢方薬は終わりました。③、④薏苡仁湯に薬を変えて、以後、しばらく続きました。

７月22日「咳がひどい。食欲はある」

８月６日「咳こむことが多い。胸の奥が痛い。食欲はあるが、熱が出る」

８月26日「咳は少しになった。食欲はある。ＣＲＰ値が上昇」

9月29日「マーカー値上昇」

10月28日「咳は少し出る」

11月25日「咳が出る。胸が痛い」

翌年の平成27年1月14日「血痰が出る。食欲はある」

1月29日「咳、血痰が出る。胸と背中に痛みがある。食事は食べられている。仕事もできる」

抗癌漢方薬が終わったI・Iさんですが、ほかの薬の服用でがんばっているところです。

抗癌漢方薬を終了して、再開したケース

F・Aさん　女性（現在67歳・初診時65歳）

F・Aさんは平成25年1月、風邪でエックス線検査を受けたのがきっかけで、肺癌のステージⅢが分かりました。3月に手術を受け、その後、抗癌剤治療を始めると8月頃から副作用で体力が低下してしまい、まったく元気が出なくなってしまいました。

初来院は数カ月後の11月19日。

「病院で胸水があると言われた。背中が硬くて、まるでベニア板を貼ったような感じがする」という症状を訴えていました。

F・Aさんは肉類が大好きで、乳製品も食べており、お酒もタバコもやらないという人でした。診断の結果、①Dr．横内・半枝蓮湯　②Dr．横内・桂枝二越婢一湯加減　③十全大補湯を処方して続けてもらいました。

12月6日「胸水を抜いた。だるいときもあるが、食欲が出てきた」

12月28日「元気になってきた。以前は抗癌剤治療をやると吐き気がしたが、それが

なくなった」
翌年の平成26年2月15日「胸水が減ってきた」
4月11日「心臓のドキドキがなくなってきた。呼吸も苦しくなくなってきた」
診断の結果、この日で抗癌漢方薬は終了。②、④薏苡仁湯に薬を変えて、続けてもらいました。
5月10日「鼻水、痰が出る。呼吸が少し苦しいときがある。体力が低下してきたのかもしれない」
6月7日「下半身が冷える。背中に圧迫感がある。食事は食べられている」
7月5日「抗癌剤治療をしているが、食べられている」
この日、薬を追加して②、④、⑤喘四君子湯を処方しました。
10月28日「元気」
11月27日「胸水がたまってきた。腹水もある」
F・Aさんのケースでは、抗癌漢方薬（①Dr. 横内・半枝蓮湯）がいったん終わりになったものの、この日からまた再開しなければなりませんでした。

漢方はふつう、処方した1日分を1日で服用してもらいます。ところが、F・Aさんは諸事情により、1日分を3日に分けて服用していました。その結果、癌が再発してしまったのです。そこで、再び「1日分を1日」の決まりで服用してもらいました。

前回から薬を変更して①、②、⑥小建中湯を処方しました。

12月12日「変化なし。呼吸が苦しい。食欲はある」

翌年の平成27年1月7日「変化なし」

現在は病院でCART（腹水濾過濃縮再静注法。腹水を抜いて、細菌や癌細胞を取り除いたあと、アルブミンなどが濃縮された腹水を体に戻す治療法）をしながら、ふつうの生活をしています。

「治らない」と宣告された肺癌が消えた

Ｅ・Ｋさん　東京都・男性（現在59歳・初診時58歳）

もともと咳をよくしていたＥ・Ｋさん。平成25年の9月に入って、かなりしんどい咳が出るようになりました。そこで、冬になって健康診断を受けてみると、肺癌が分かりました。

11月12日から化学療法が始まりました。しかし、病院のドクターはＥ・Ｋさんに「もう治らない」と宣告。その言葉がご本人をどんどん不安にしていきました。

初来院は翌年の平成26年2月12日。

「いまは苦しいこともなく、食事も食べられている」とのことでしたが、不安はつのるばかりのようでした。Ｅ・Ｋさんの主食は白米、魚よりも肉食、ビールは１日２本。タバコは現在、吸っていないものの、つい最近の平成23年7月まで１日１箱を吸っていました。診断の結果、①Ｄｒ．横内・半枝蓮湯　②Ｄｒ．横内・桂枝二越婢一湯加減　③十全大補湯を処方しました。

約1カ月後の3月10日には「化学療法が最後まで終わった。特に具合の悪いところはない。自分では治りそうな気がすると感じている」と明るい表情になっていました。ここで薬を減らして①、②としました。

4月14日「治療で抜けた髪の毛が生えてきた。自分では治ったような気がする」

5月21日「足のだるさがなくなった。具合の悪いところはない。咳もない。食事もおいしく食べられている」

7月17日「調子の悪いところはない」

この日、診断の結果、RAS反応が「陰性」と出たので、ここで抗癌漢方薬は終わりとして、薬を②、④薏苡仁湯に変えました。

30年あまりも癌と闘ってきた女性

M・Eさん　東京都・女性（現在77歳・初診時76歳）

M・Eさんは昭和62年8月に、甲状腺癌の手術を受けました。

その後、癌が再発、22年後の平成21年2月に右甲状腺乳頭癌を手術しました。

平成25年に食欲が落ちてきたのが気になって、肺のCT検査を受けました。さらに、翌年の平成26年2月に生検をした結果、原発性肺腺癌（ほかの臓器から肺に転移を起こしたのではなく、肺から始まった癌のこと）が分かりました。

初来院は、検査結果が判明した直後の3月31日。

4月8日に手術を控えている状況で、30分くらいしわがれ声が続いていました。

M・Eさんの主食は白米とパン、魚よりも肉類を多く食べていて、乳製品もよく食べるとのこと。お酒は毎日ビールを1缶で、タバコは吸いません。①Dr．横内・半枝蓮湯　②桂枝加苓朮附湯　③喘四君子湯を処方して続けてもらいました。

4月24日「8日の手術が終わって、19日に退院した。横になると手術の創痛がする。

咳が出る」

5月21日「長い間歩くと、息が上がる。咳はとまって声が出るようになった。元気になった」

6月17日「元気にしている。歩いて息が上がるのは少しになった」

ここで②、③、④薏苡仁湯に薬を変更しました。

7月15日「元気にしている」

診断の結果、RAS反応は「陰性」と出たので、薬を減らして③、④としました。

8月19日にはだんだん肺の機能が戻ってきたようで、「元気にしている。重いものが持てるようになった」

9月16日「9月4日にCT検査をした。10月25日には生検の予定。現在は体調もよく、両手に重いものを持てるようになった」

ここで、診断の結果、薬を一つ増やして③、④、⑤びわの種を処方しました。

Chapter 3

治療後期

他の漢方薬を続けて経過が良好な事例

癌の活動がすべて消え、手術を勧めるがんセンター通いもやめる

H・Iさん　千葉県・男性（現在82歳・初診時63歳）

H・Iさんは一流薬品メーカーに勤務していました。

文科系出身ですが、研究所に在籍していたため、癌についての知識や関心は一般の人よりあり、肺癌が発見されにくいことも知っていました。とはいえ、ご本人は18歳から強いタバコをずっと吸い続けてきたヘビースモーカー。「自分が肺癌になる可能性は高いだろう。発見されたときは助からないな」という覚悟もあったそうです。

昭和58年、H・Iさんは偶然、テレビで早期発見、早期治療を目的とした「肺がんをなくす会」の放送を見て、さっそく入会しました。そして、同会で半年に1度、エックス線検査やCT検査をしてもらうようになりました。

入会して12年間は無事に過ぎましたが、平成7年10月の検査で「半年前にはなかった影が8個も見つかった」と知らされました。生検の結果、同時多発性の肺癌と判明しました。

このとき、H・Iさんは「もう助からない。しようがない」と思い、「どうせ死ぬのなら、楽しく、いままでと変わりなく過ごそう」と決めてしまいました。そして、なんと、いったんやめたタバコをまた吸い始めるようになりました。

同年11月、国立がんセンターでの精密検査を経て、手術が決定。

翌年の平成８年２月16日に同センターへ入院。３月１日に胸腔鏡手術を受けて、８個の癌のうち１個を切除。同月７日に退院しました。

この時点でまだ癌は７個残っているわけですから、H・Iさんは、あと７回も手術するのかと思うと、さすがに気が重くなりました。さらに、手術前に主治医から「一つは手術できないところにあるから、これが大きくなってきたら困ったことになります」と説明も受けていました。

H・Iさんは退院して10日後に職場に復帰。

１カ月後にはタバコも吸い始め、お酒のつきあいも復活しました。そんな折、久しぶりに学生時代の友人３人とお酒を飲む機会がありました。その一人が横内醫院の患者さんだったことから、「だまされたと思って行ってみるといい、紹介するから」と勧められ、来院することになったのです。

初診は同年8月30日。

診断の結果、癌の活動があり、私は悪性の進行癌だと判定しました。そこで①Dr.横内・半枝蓮湯を処方して、そのまま続けてもらいました。もちろんタバコは厳禁です。

薬の服用を続けて2カ月後には「心身ともに快調」、3カ月後には「日常の生活では癌であることを忘れている」と言うほど、H・Iさんは元気になりました。

翌年の平成9年1月24日には、①に加えて②大柴胡湯去大黄（エキス剤）を3週間だけ処方しました。

同年の平成9年2月になって、がんセンターのCTスキャンによる検査で、「まだ肺に7個の影がある」と診断され、同月、すぐにH・Iさんは来院されました。

私は「CTスキャンの影は癌ではありません。7個の影は心配しなくてもいいですよ」とお伝えしました。

どういうことかというと、7個の影があっても癌の活動がなかったのです。つまり、「腫瘍はあるものの、日増しに増殖して治療を困難にさせるような癌としての特徴がない」という状態であり、文字通り、中身がないセミの抜け殻と同じです。腫瘍は残っていても、再発や転移の心配がないのですから、ゆっくり治療すればいいのです。しかし、ＣＴスキャンの影を「セミの抜け殻です」と言われても、信じきれない患者さんもいます。病状が一進一退するたびに、信頼する気持ちが揺れ動き、家族や友人の言葉に心も揺れるのが、患者さんの心理です。それでも、Ｈ・Ｉさんは私の言葉を信じてくれました。漢方薬は前回と同じ、①だけの服用が以後、続きます。

ところが、体調が良かったからでしょうか、Ｈ・Ｉさんはこの頃から再びタバコを始めてしまいました。その結果、６月26日の来院では、「元気だが、少し咳や痰が出る」ということでした。私はタバコをやめるようにきつく注意しました。

８月８日からは、①に加えて③麻杏甘石湯（エキス剤）を２週間のみ処方。

同年10月６日、がんセンターでＣＴ検査があり、「まだ７個の影がある」と診断されましたが、Ｈ・Ｉさんはまったく気にしませんでした。同月の私の診断でも、癌の活動は認められませんでした。

その後も体調は問題ありませんでしたが、12月26日には「最近、背中が痛い」ということで、ここでも①に加えて④十全大補湯（エキス剤）を3週間のみ処方しました。

その後、背中の痛みもとれて、体調もまったく問題なくなりました。

平成10年3月になり、がんセンターから再び「CTスキャンで相変わらず影がある。影が1㎝に成長している」と言われましたが、ご本人は気にせずに総勢200名での旅行に出かけたりしていました。

6月29日「顔面がピリピリする」ということで、①に加えて⑤清上防風湯《せいじょうぼうふうとう》（エキス剤）を2週間のみ処方。

8月10日「プールに行くと、鼻水が出る。左下肢にしびれがある」ということで、①に加えて⑥葛根湯《かっこんとう》（エキス剤）を2週間のみ処方。

9月26日「8月末にがんセンターでCT検査。『癌は成長していない』と言われる。前頭部がピリピリする。発疹がある」

この日、ようやく診断でRAS反応が「陰性」と出たので、①の抗癌漢方薬を終わりにして、薬は④のみを1カ月間処方しました。

そのあとは、診断の結果、漢方薬がいらなくなったと診断しました。とはいえ、癌の活動が停止したからといって、完全に治癒したとはいえないので、3カ月に1度、検査に来てもらいましたが、やがて、半年に1度の検査になりました。

翌年の平成11年6月26日「少し太った。1月にがんセンターでCT検査。癌の大きさは変わらず」

12月13日「8月にがんセンターの医師が『異常ないようですね』と言いながら、『そろそろ手術をしましょう』と勧めてくるが、拒否」

平成12年6月27日「3月末にCT検査をしたが、癌の大きさは変わらず。それでもがんセンターでは『手術しましょう』と勧めてくる。拒否」

この日は2月に風邪をひいて、帯状疱疹《たいじょうほうしん》になったということで、⑥（エキス剤）を1週間のみ、⑦薏苡仁湯を5週間のみ、処方しました。

12月18日「体調はとてもいい。癌を忘れている」

がんセンターでは、これまでのCT検査の結果を見て、しきりに手術を勧めてきますが、いくら見ても癌は成長していないので、H・Iさんはそれ以来、がんセンターに行くのをやめました。この日は「少し腹痛がある」ということで⑧小建中湯を処方しました。

以後、平成13年9月27日からは1年に1度のチェックになりました。H・Iさんは、このあと、尿管結石や脳梗塞など、肺癌以外の症状も出たので、肺癌のための漢方薬はもう出していないものの、そのときどきの気になる症状に合わせて漢方薬を処方しています。

肺の上部の影が小さくなり、最後には消失！

E・Oさん　東京都・女性（現在73歳・初診時72歳）

平成25年夏頃、E・Oさんは散歩中に息切れを感じました。気になっていたので、同年12月26日に病院でCT検査をしました。その結果、「肺の上部に影がある」と診断されました。

初めての来院は翌年、平成26年1月10日。

Ｅ・Ｏさんは白米とパンを主食に、肉も魚もごくふつうに食べていました。牛乳とヨーグルトは毎日、乳製品も食べるという生活。お酒は少しだけ飲み、タバコは吸いませんでした。

当院で診断を行ったところ、ＲＡＳ反応に「陽性」の反応が出ました。そのため、①Ｄｒ．横内・半枝蓮湯と②桂姜棗草黄辛附湯を処方しました。

翌月、２月４日の来院では、「このところ、体が疲れないし、なにを食べてもおいしい。胃もたれや胃のつかえもない」とのこと。体重は１キロ減少。当院の診断結果ではまだ「陽性」だったので、処方は前回と同じにしました。

その後、食べ物がつかえる時期もありましたが、特に体の異常もなく、初来院から約２カ月半後の３月28日、ＲＡＳ反応の診断結果は「陰性」になりました。ここで抗癌漢方薬は終わりとなり、以降は②と③薏苡仁湯に薬を変更しています。

その後の体調もよく、５月13日に病院でＣＴ検査をしたところ、「肺の影が小さくなっている。小さくなったということは肺癌じゃなかったみたいだから、もう病院にこなくていいよ」と言われたそうです。この頃には、ずっとできなかった４キロの散歩もできるようになっていました。

6月24日「体調がよくて以前よりも元気。食事もおいしく感じる。右上腕内側に動脈瘤が見つかった」

7月22日「体重が3・5キロ減少した。体調は順調で、前から気になっていた顎関節症の状態もよくなった」

ここからは③だけの処方となりました。

その後、9月上旬に血圧が140/80とちょっと上がり、目まいもあったようですが、以降は特に問題もなく、11月に検診でエックス線と採血をしたところ、「肺に影はない。血液検査の結果も良好」との診断でした。現在も③を飲んでもらっていますが、ご本人は「どこも悪いところはなく、健康で歩いていても不安はない」という生活を送られています。

漢方薬を服用し始めて約2カ月で体調が良くなった

K・Aさん　山口県・女性（現在76歳・初診時74歳）

平成24年11月、痰が出たのが気になったK・Aさん。

病院で診てもらうと、「甲状腺の腫れではないか」と診断されました。ところが、翌年の平成25年7月に定期検診でエックス線検査を受けたところ、影が見つかり、8月19日には気管支鏡検査（肺や気管支など、呼吸器の病気にかかった患者の気管支内を電子スコープで観察して、組織や細胞の採取をして診断）で肺腺癌と診断されました。その後、抗癌剤治療と放射線治療（60グレイ）を行いました。

初来院（ご家族による代診）は、数カ月後の11月18日。

「咳が増えている。食事は食べられているが、飲み込むのが苦しいようだ」ということでした。K・Aさんは魚より肉、乳製品が好きで、お酒は飲みませんでしたが、28～58歳まで30年の喫煙歴がありました。①Dr．横内・半枝蓮湯　②十全大補湯　③喘四君子湯を処方して、しばらく飲んでもらいました。以後、薬をお送りしながら、経過をお聞きして、診断を続けました。

12月12日「腫瘍マーカーのCEA値が1から6へ上がる」

12月26日「尿に泡がまじっている。尿検査の結果は異常なし」

翌年の平成26年1月27日「体調はかなりいい」

ここで②の薬をやめて①と③のみとし、しばらく続けてもらいました。

2月24日には血液データが「GOT（※）58、GPT（※）38、CRP2・33」と出ました。肝機能と炎症反応に少し異常が出ていますが、全身の状態は良い方向に向かっていると考えられます。

3月24日「CRP値も前回より低くなり、毎日元気に過ごしている」だいぶ調子が良くなっている様子が分かりました。

4月19日にはRAS反応が「陰性」となり、ここで薬を③、④薏苡仁湯に変更して続けてもらいました。

5月19日「病院で胸水が増えていると言われた」

6月16日「血液検査ですい臓癌の疑いを示すマーカー値が上昇。MRI検査では異常なし」

私の診断では、すい臓癌は見つかりませんでした。

8月25日「圧迫骨折をした。激しい痛みがあった」

再び薬を変更して④と⑤桂枝加苓朮附湯を処方。以後、ずっとこの薬を続けてもらっています。

9月25日「吐血した。そのときの血の塊からは、癌細胞は見つからない。MRI検査、PET検査でも転移は見つからない。病院では『痛みは圧迫骨折によるもの』と判断された」

10月20日「吐血がなくなった」

11月17日「貼り薬（麻薬）によって痛みが軽減」

12月15日「12月8日にCT検査をしたところ、小さな影が頭に2カ所見つかった。肺癌のほうは見つからない。一応、MRI検査をした」

翌年の平成27年1月13日「先日のMRI検査の結果が出た。異常なし」

※ＧＯＴ
肝細胞に多く含まれているため、肝細胞の破壊（障害）が進むと血液中のＧＯＴの値が異常に上昇する。肝臓病の種類や障害の程度によって、上昇度に差はあり、細胞の障害が強いほど数値は高くなる。近年はＡＳＴ（アスパラギン酸アミノトランスフェラーゼ）という名称で使われる。
※ＧＰＴ
特に肝細胞の変性や壊死に鋭敏に反応するので、肝臓・胆道系の病気の診断に有効な検査。ＡＬＴ（アラニンアミノトランスフェラーゼ）という名称で使われる。

肺癌の手術創痛の苦しみ、ちょっと歩くだけで咳がとまらない

H・Eさん　茨城県・男性（現在60歳・初診時58歳）

H・Eさんの主食は白米。肉も魚も食べ、乳製品は少しだけで、ビールを週に２本程度だけ飲むという生活でしたが、タバコは１日20本を欠かしませんでした。

平成25年３月、それまでなんの症状も感じていなかったものの、人間ドックにかかったところ、思いがけなく肺癌が見つかりました。

翌月の４月15日には緊急手術。ところが、手術後の状態が思わしくなく、１階から２階へ上がるときなど、手術による創痛に苦しみ、千歩歩くだけで咳が出てとまらなくなりました。

初めての来院はそれから１カ月後の５月17日。診断の結果、ＲＡＳ反応が「陽性」と出ました。①Ｄｒ．横内・半枝蓮湯　②桂姜棗草黄辛附湯　③十全大補湯を処方しました。

その後も、気になっていたしわがれ声も変わらず、歩くと咳が出て、坂をのぼると

きには痛みがつらいという状態が続いていたので、同じ薬を処方していました。

3回目の来院となる7月12日には、症状がだんだん改善してきたものの、「歩くとまだ喉がかすれてくる。力を入れて話すと咳が出る。夕方に咳が出る」とのこと。ここからは①と④喘四君子湯だけを組み合わせて処方しました。

初診から約3カ月後の8月10日の来院時。

「咳は少なくなったが、力を入れて話すとまだ咳が出る。階段を上るときにはつらい」という状態で、2日前の大阪への出張では、夏の暑さで精神的にパニックを起こしてしまったとか。とはいえ、RAS反応は「陰性」と出ました。ここで、抗癌漢方薬は終わりにして、④と⑤薏苡仁湯の組み合わせとしました。

それから1カ月もすると、症状はかなりラクになっていき、「4階まで歩いても大丈夫」というほど回復。10月19日の来院からは、⑤と⑥桂枝加苓朮附湯　⑦麦門冬6グラムの組み合わせに変えて処方。しばらく続けてもらうことになりました。

その後も仕事で毎週出張があり、それが疲労につながってしまったようで、薬を飲んでいても、昔からの肩こりが出たり、疲れると頭痛がしたり、風邪をひいて中耳炎になったり、喉の痛みが出たり、咳がぶり返したりなどの症状が出ていました。

翌年、平成26年の5月10日に⑤と⑥だけの組み合わせに変更、6月7日には⑤のみ、7月19日には⑤と⑦の処方に変更しています。

8月30日（16回目の来院）「まだ肩こりがひどく、少し声が枯れている感じはあるが、前よりも体力がついたので今年は夏バテしなかった」

10月4日「血圧が高かった。口元にヘルペスが出来た」

ここで、⑤のみに変えて処方しながら現在も続けてもらっています。

その後、「階段を踏みはずして骨折した」というアクシデントもあり、いろいろと大変な方なのでまだ薬は続けていますが、ともかく肺癌は消えて、平成27年1月の段階で、「頭痛はときどき。お正月をゆっくり過ごすことができた」という状態まで落ち着いています。

余命宣告に負けず、父の介護もしながら肺癌を消した女性

H・Kさん　埼玉県・女性（現在49歳・初診時46歳）

H・Kさんは、平成23年の夏頃、背中を押されるような感覚を2度ほど経験しました。また、2年前から自分でも口臭が強くなったと感じていました。

そんな不安のなかで、9月末に健康診断を受けてみると、右肺上葉部に影が見つかりました。11月には近医センターで、肺癌と診断されました。

翌年の平成24年1月12日に手術。胸膜転移が新たに分かりました。

その後、放射線治療を3回、2月28日からは抗癌剤治療（イレッサ）が行われましたが、「この治療をしても余命20カ月ともたない」と宣告されてしまいました。

初来院はすぐあとの3月21日。

「イレッサの副作用のため、口の周りにヘルペス、口内炎が出来た。気管支炎による胸痛があるが、無理して食べている」と症状を訴えていました。

H・Kさんはふつうに肉も食べる、乳製品はほどほど、お酒は飲むという生活でし

た。①Ｄｒ．横内・半枝蓮湯　②Ｄｒ．横内・桂枝二越婢一湯加減　③桂姜棗草黄辛附湯を処方して、しばらく続けてもらいました。その間の経過は以下の通りです。

４月16日「３月27日頃から食欲がなく、だるい感じが続いている。口内炎もある。イレッサの副作用で味覚障害を起こしている」

６月２日「口内炎があり、痛みでピリピリする。この１週間は体調がいい」

７月２日「体調がいい」

診断の結果、この日、肺癌の活動が陰性になっていると分かったので、①の抗癌漢方薬は終わりとなりました。②、③、④薏苡仁湯に薬を変えて、以後、しばらく続きました。

８月１日「７月26日にＭＲＩ検査。結果は問題なし。体重は44kgで手術前と同じに戻った。体調はいいが、ときどき舌や唇にヘルペスが出る」

９月３日「８月10日、頚部リンパが気になって病院へ行った」

その後、10月１日も特に変化はなく、診断の結果、薬を減らして②、④にして続けてもらいました。

11月1日「口内炎が出なくなった。体調はよく、元気。予定していたCT検査を断わった」

12月3日「体調良好。口内炎もヘルペスも出なくなった」

翌年の平成25年1月15日「体調良好だが、3カ月ぶりに腰、口にヘルペスが出た。

1月11日に病院でエックス線検査をした」

この日、診断の結果、横内醫院には2カ月に1度の来院でOKとなりました。

4月1日「3月30日に病院に行ったところ、GI（血糖）値が64㎎／dLと低血糖だった。父の介護もあり、疲れると背中が苦しくなって筋肉が痙攣する」

5月27日「5月8日頃に風邪をひいた。咳、鼻水が2週間ほど続いた。12日からは実家に泊まりこんで父親の介護をしていた。24日には病院のドクターからエックス線検査を勧められた」

7月22日「先週にも風邪をひいたが、すぐに治った。変わりなく過ごしているが、疲れたり、ストレスがたまったりすると、たまに口内炎が出る。今月19日にエックス線検査をした結果、異常なし」

9月17日「暑かったので、ヘルペスが出たり、治ったりを繰り返した。今月13日に病院へいって調べたら、マーカーのCEA値が5・7に上がっていた。10月11日にはMRI検査をした」

11月25日「今月12日に外出したら、翌日になって咳が出て、関節痛になった。舌に口内炎が出来た」

あとで分かりましたが、H・Kさんはこの11月から1週間に3日、パートで働き始めていました。

翌年の平成26年1月20日「体調はいいが、口内炎が2日間出来た。今月10日に病院で調べたら、CEA値は上昇。エックス線検査で『肺癌が小さくなっているか、なくなっている』と言われた」

3月18日「2月28日の検査でマーカー値上昇。3月14日には右腋下のリンパの数値も上昇。明日19日に生検予定。現在は頭、腰にヘルペス」

4月9日「体調はいいが、3月19日の生検の結果、癌の反応が（＋）だったので、抗癌剤治療を勧められた」

6月30日「右腋下リンパが痛くなったが、ゴールデンウイーク後、痛みは和らいでいる。いまはしびれもない。5月9日にエックス線検査、6月14日にMRI検査の予定」

診断の結果、ここで薬を変えて、④と⑤桂枝加苓朮附湯で続けてもらいました。

7月29日「7月中旬より、右胸から右肩、腕にかけて痛みがある。外出した日の午後から右鎖骨上リンパで癌の反応が陽性になった。23日からは外出しなくても痛みを感じる。体重が39kgに減った。食事をおいしく感じない。病院でドクターからタルセバ（抗癌剤治療）を勧められた」

この日、④、⑤に⑥黄連解毒湯、⑦ボルタレン（痛み止めとして2週間のみ服用）を追加して、続けてもらいました。

10月27日「腋下、前胸部、左臀部に痛み。咳、痰は減った。食欲が出てきた」

薬の処方は④、⑤、⑥です。

12月24日「生理時、調子が悪く、息苦しさもある。右前胸部に痛み。この4～5日は咳が出ると止まらない。食事はおいしく食べられている」

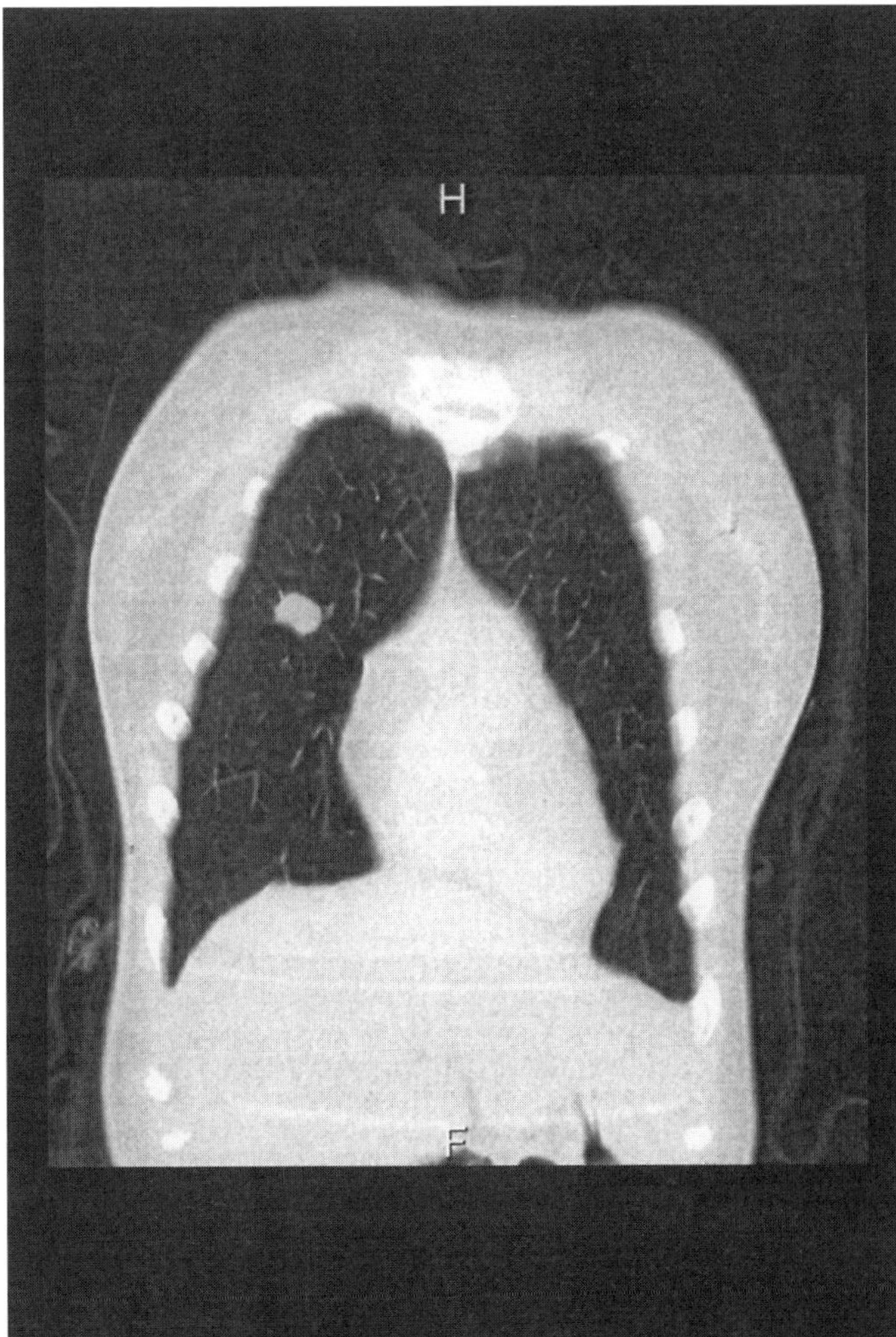

H・Kさんのエックス線写真①
漢方服用前の画像

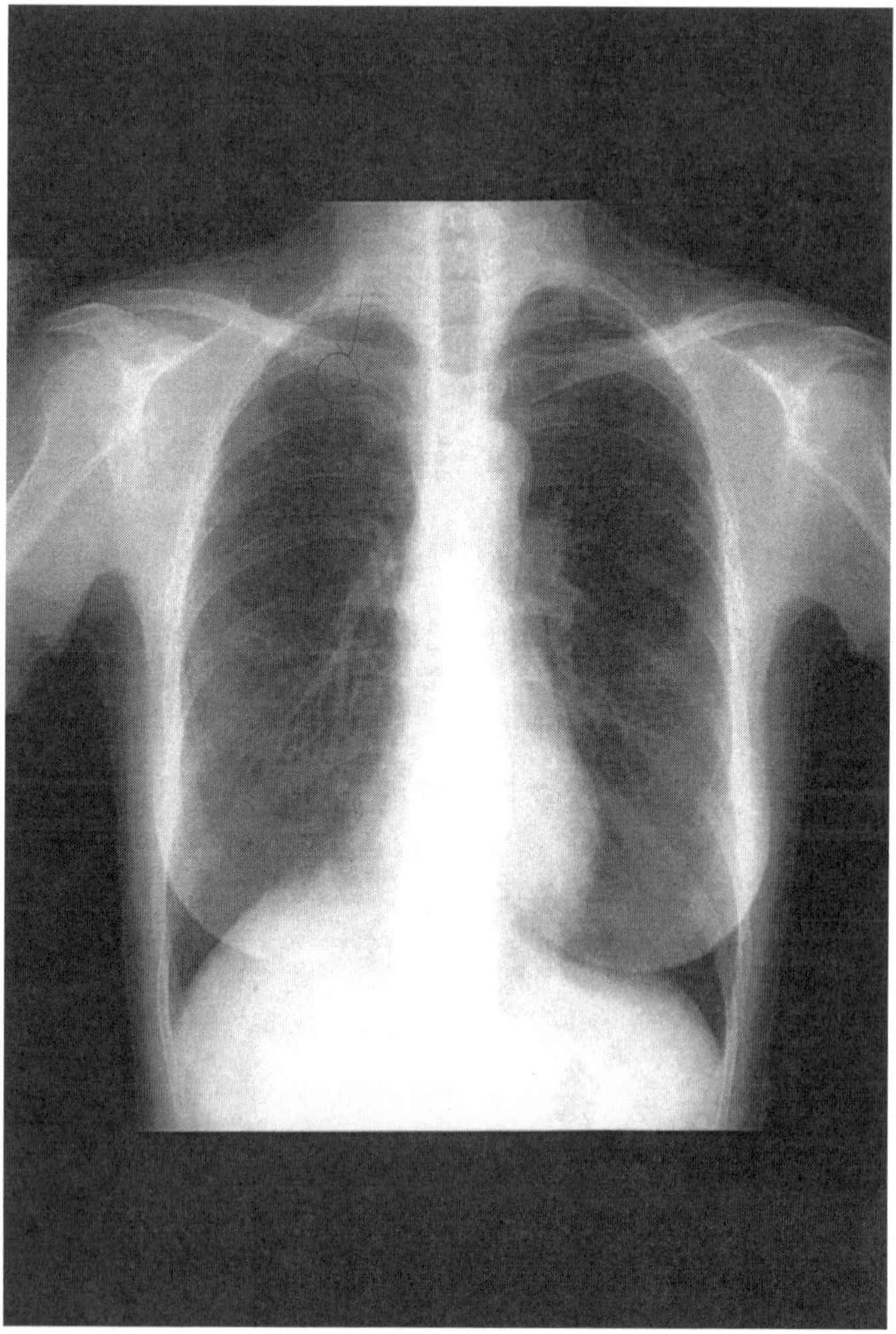

Ｈ・Ｋさんのエックス線写真②
右肺上葉部に影がある

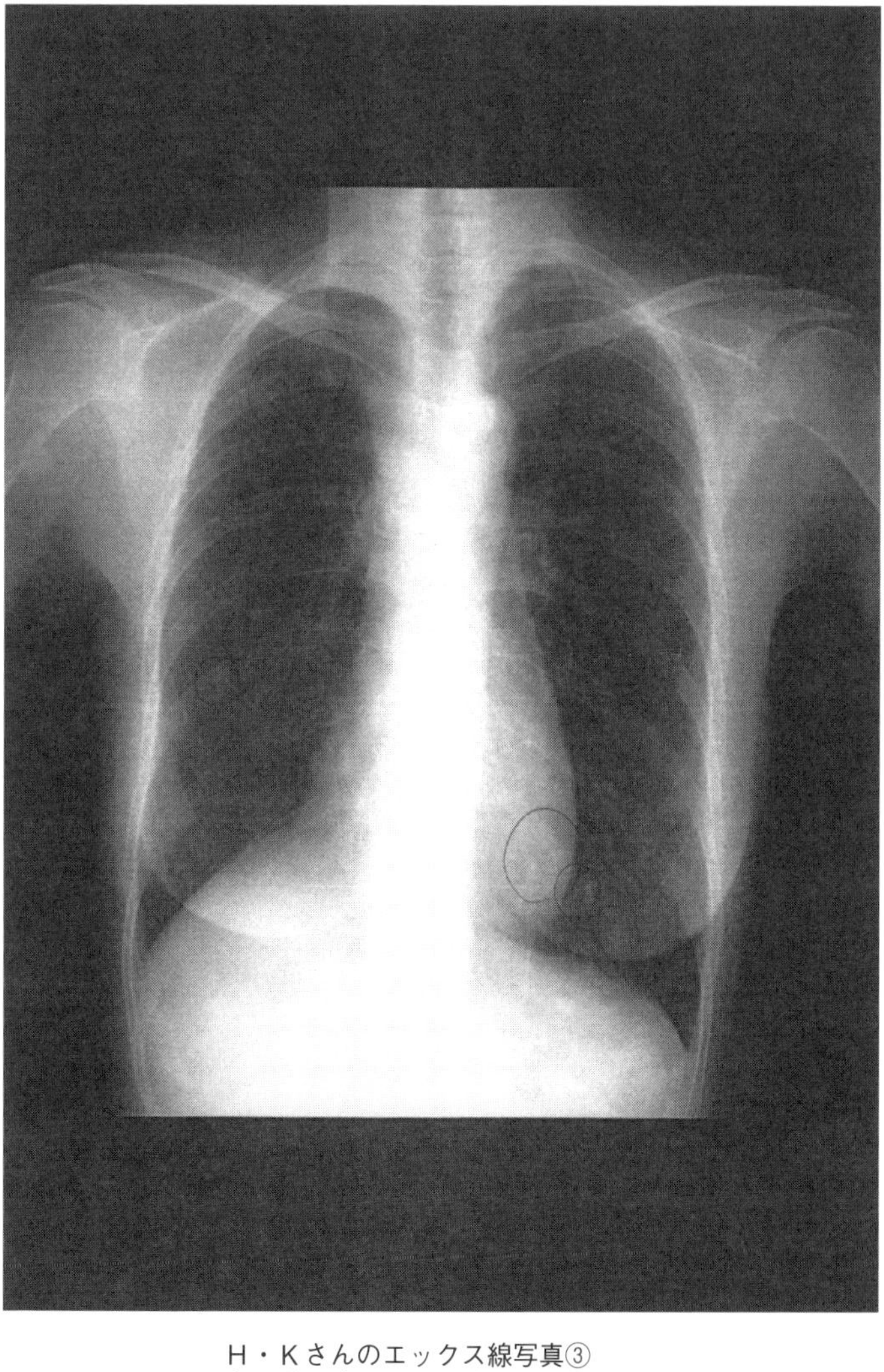

Ｈ・Ｋさんのエックス線写真③
左下葉の丸で囲んだ部分を主治医が
問題点としている。

この日、薬を減らして④、⑤として、咳止めとして⑧麻杏甘石湯（エキス剤）を1週間だけ処方しました。

年が明けて、平成27年1月22日「体調は悪くない。抗癌剤をしていないので、ドクターが『やりましょう』と勧めてくる」

薬は④、⑤の処方です。

3月26日「このところ、特に変わったことはない。この1カ月くらい、階段を上ったときに息切れがする」

ここで薬を変更して、④と⑨びわの種としました。

その後、4月20日、味噌汁を飲んでいたら、煮干しの粉が気管に入ってしまうというアクシデントがありました。むせて苦しく、ひと月ほども胸のところで『ヒューヒュー』と音がしました。4月24日には息子さんの風邪による喉痛がうつってしまい、咳がさらにひどくなり、27日には救急車で近医へ行き、喘息の点滴で少し良くなったそうです。が、抗生剤ということもあって副作用で下痢4回、排便時には左骨盤内側に張った痛みが出るという状態でした。

５月25日の来院では「５月13日頃より状態は良くなったものの、20日、21日に腹痛と軟便。息を吸い込むと右肩甲部で音がする」ということで、④、⑨、⑩喘四君子湯を処方しています。

ちなみに、喘四君子湯は胃腸の働きを強め、体力をつけながら治すときに使います。この名前の由来には、「四つの君子の役目」の薬という意味があります。

「手術不可能」と言われた肺癌でも、２年で回復

Ｍ・Ａさん　愛知県・女性（現在43歳・初診時41歳）

平成24年９月の検診で異常が見つかったＭ・Ａさん。

10月に入ってからのＣＴ検査、ＰＥＴ検査で肺癌と判明しました。11月５日には「手術不可能」という結論が出て、抗癌剤治療を受けました。２週間後に発疹が出て、12月からは丸山ワクチンによる治療を受けました。

初来院はそれから約半年後の平成25年6月21日。

M・Aさんは肉類と乳製品が大好きな人でした。タバコやお酒はやりません。診断の結果、①Dr．横内・半枝蓮湯　②Dr．横内・桂枝二越婢一湯加減　③十全大補湯を処方して続けてもらいました。

7月16日「寝汗がなくなった。これまで悪夢を見ることもあったが、なくなった」

8月8日「CEA値上がる」

9月14日「調子はいい。CEA値は高い。病院で抗癌剤治療」

9月25日「咳と痰が出る」

診断の結果、ここから薬を増やして①、②、③、④桂姜棗草黄辛附湯を処方しました。

11月12日「抗癌剤治療をやめた。元気になっていると実感している」

ここでも、薬を減らして①、②、③としました。

12月16日には「元気だが、胸水がたまった」という報告を受けました。診断の結果、抗癌漢方薬は終わりとして、以後、②、⑤薏苡仁湯に薬を変えて服用を続行。

翌年の平成26年2月12日「1月17日に胸水を抜いた。疲れやすい。食欲はある」

3月12日「『癌が脳に転移した』と言われた」
4月7日「免疫治療をしている」
5月7日「4月下旬に風邪をひいた。いまは食欲があり、快眠、快便。呼吸も深くできる」
6月5日「左胸の違和感がなくなった」
7月14日「体調はいい。風邪はときどきひく」
8月20日「風邪をひいた」
10月20日には「左胸が痛い」
ここで薬を変更して、⑤と⑥桂枝加苓朮附湯で続けてもらいました。
11月10日「痰が出る。寝返りを打つと左側胸部が痛い。胸水は増えていない。食事はふつうに食べられている」
12月17日「39度の熱と鼻水。入院した」
ここで再び薬を追加して⑤、⑥、⑦補中益気湯としました。
翌年の平成27年1月30日には、⑤、⑥に薬を減らしています。

病院のデータとは反対に、体調がどんどん回復

I・Eさん　埼玉県・女性（現在68歳・初診時61歳）

息子さんが医師をしているI・Eさん。

平成20年2月、痔の手術でエックス線検査をしたところ、肺癌が判明しました。「手術不可能」と言われ、抗癌剤治療を受けました。しかし、副作用でふらついてしまい、発熱もありました。

初来院はまもなくの5月28日。

I・Eさんは肉をふつうに食べ、乳製品はほどほど程度。お酒もタバコも口にしていませんでした。診断の結果、①Dr. 横内・半枝蓮湯　②Dr. 横内・桂枝二越婢一湯加減　③十全大補湯　④桂姜棗草黄辛附湯を処方しました。

その後、8月4日の来院では「調子はいい。食欲もある」ということで、薬を減らして①、②、③としました。

9月8日「体調は良く、食事もおいしくとれている」

この日、診断の結果、抗癌漢方薬は終了。薬を変えて②、⑤薏苡仁湯、⑥桂枝茯苓湯を処方して続けてもらいました。
10月6日「抗癌剤治療で食欲が減退」
12月10日「食欲が戻った」
年が明けて平成21年2月6日「階段で息切れがする」
ここから薬を減らして、⑤だけで続けてもらいました。
4月3日「調子はいい。（自分の命が）1年持つと思わなかった」
5月1日「体調がいい。息切れはするが、生活を楽しんでいる」
それからしばらく調子が良かったのですが、7月23日には「マーカー値が上がった」と報告がありました。
10月14日「先日の検診で乳癌の疑いがあり、生検を受けた」
11月11日「結果が判明。大細胞神経内分泌腫瘍。抗癌剤治療を受ける」
ここで薬を④、⑤に変更しました。
12月9日「調子はいい」

再び薬を減らして⑤だけで続けてもらいました。

翌年の平成22年3月2日「調子はいい。食欲がすごくあるので、食欲をセーブするのが大変」

7月27日「特に変わりはない。脳のＭＲＩ検査をしたが、異常なし」

9月22日「目と左顎下にヘルペスが出来た」

10月20日「自転車で追突事故にあった。左下肢打撲して膝に水がたまった」

11月16日「ＨＳＶ（ヘルペス）が出来た」

ここで薬を追加して②、⑤に変更しました。

12月14日「調子は悪くない」

再び薬を変えて⑤と⑦当帰四逆加呉茱萸生姜湯を処方しました。

翌年の平成23年1月11日「体重が上昇」

ここからしばらく薬は⑤だけが続きます。

2月8日「マーカー値が上がったが、体調はいい」

それから数カ月間、特に変化はありませんでしたが、6月24日の来院では「めまいがする。熱中症になった」、7月21日には「しこりが体のいろいろなところに出来た」とのことで、⑤、⑧防已黄耆湯《ぼういおうぎとう》に薬を変更しました。
8月12日「しこりはあるもの、体調はいい」
ここから薬を減らして⑤だけで続けてもらいました。
9月15日「目まいがする」
10月14日「目まいも良くなった。元気」
そのまま順調な生活が続き、半年後の翌年平成24年4月25日には、再びマーカー値が上がりましたが、体調に問題はありませんでした。
5月30日「病院のデータは良くないが、体調はいい」
ここで、薬を追加して⑤、⑥で処方しました。
7月17日「特に変わったところはない」
再び薬を戻して、以降は⑤だけを続けてもらいました。
10月18日「特に気になるところはない。食欲はとてもある」
さらに翌年の平成25年3月6日「おかげさまで体調はいい」

６月20日には「マーカー値も下がっているので、今月末からグアム旅行に出かけます」と楽しそうに話していました。

体質改善して肺癌を克服、エックス線検査でも異常なし

Ｆ・Ｍさん　福島県・女性（現在64歳・初診時60歳）

Ｆ・Ｍさんはもともと風邪をひきやすい体質でした。さらに、これまでにバセドウ病、高血圧にも悩まされてきました。

平成17年の秋、定期検診を受けたところ、肺に異常が見つかりました。しかし、改めて医大で検査をしてみると、異常は見つかりませんでした。その後も気になったので、継続して検診していました。

平成22年10月になり、ほかの病院で検診してみると、両肺の肺腺癌が分かりました。その結果、医大で手術が２回行われました。

初来院は平成23年6月1日。

「食事は食べられるが、体重は以前より10キロ減った」ということでした。F・Mさんは白米、玄米が中心で、肉より魚を食べ、乳製品はヨーグルトやチーズをよく食べていました。お酒は飲まず、タバコは吸わない人でした。

私の診断では、手術で癌が取りきれていましたので、再発予防のために①薏苡仁湯②桂姜棗草黄辛附湯を処方しました。そのままずっと薬は変わっていませんので、以下は経過だけ記載します。

6月29日「日中も痰が出る。ハルシオンのせいか、舌が白い。不眠が続いている。食事はふつうに食べられる。降圧剤を飲まなくても血圧は変わらない。体温は上がってきている」

それからは来院できないため、写真による診断と問診を行いながら、同じ薬を服用してもらいました。

初来院から1年7カ月後の平成24年11月27日「CT検査を受けたところ、乳房に影があり、乳癌と言われた。生検の結果も乳癌の宣告だった」

しかし、翌年の平成25年1月22日に当院で診断したところ、あくまでもRAS反応は「陰性」と出ていたので、同じ薬を続けてもらいました。

2月14日に乳癌の手術が行われました。その結果、非侵潤癌《ひしんじゅんがん》（癌細胞が乳管や小葉の膜のなかにとどまっている状態）のため、温存手術と抗癌剤治療、放射線治療が行われました。当院からの薬は変わらぬまま、お送りしていました。

その後、特に大きな変化もなく、平成26年になりました。

4月22日「結膜炎になった」

5月19日「エックス線検査で異常なし」

それから2カ月間ほど喉が痛く、咳もありましたが、7月上旬には「おいしく食べている。体重も増えた」と好転していました。

現在も同じ薬を服用中で、体調はとてもいい状態です。

服用から5カ月で抗癌漢方薬を卒業、以後の体調も良好。

E・Iさん　青森県・男性（現在57歳・初診時52歳）

E・Iさんは平成17年頃から、前胸部にわずかな痛みを感じていました。平成18年4月になって検査を受けたところ、肺癌と判明。3カ月後の7月に手術が行われました。癌の大きさは6センチ、ステージⅢbと分かりました。

平成21年3月になり、PET検査を受けたところ、再発が疑われ、11月に化学療法をしました。

初来院は翌年の平成22年4月28日。

「前胸部がチクチクする。口内炎が出来ている。手のしびれがある」という症状を訴えていました。E・Iさんは肉類が大好きで、乳製品もふつうに食べていて、お酒は飲みませんが、この4年前の平成18年までタバコを吸っていました。

診断の結果、①Dr．横内・半枝蓮湯　②Dr．横内・桂枝二越婢一湯加減　③桂姜棗草黄辛附湯を処方して続けてもらいました。

1カ月後の5月28日「胸のムカムカした感じがない。舌のしびれもよくなった。食事はしっかり食べられている」

9月13日「1カ月くらい前より頭痛や肩こりがある。側腹部分に痛みがある」

診断の結果、この日で抗癌漢方薬は終了。薬を変えて②、③、④薏苡仁湯を処方しました。

11月15日「9月にPET検査があり、癌が小さくなっていると言われた。体調はふつう」

ここから薬を減らして、以後、②、④で1年以上続けてもらいました。

翌年の平成23年5月12日「2月17日にCT検査を受けたが、結果は問題なし」

8月11日、改めて当院で肺癌の診断をしましたが、結果は「陰性」でした。

8月30日「PET検査、CT検査を受けた。頭部への転移は認められない。が、かつて肺癌の手術をした場所にまた影が見つかった」

12月12日「8月頃に疼痛があったが、いまはない。ちゃんと食べられている」

年が明けて平成24年3月21日「CT検査で胸水が見つかる。痰がからむ」

8月9日「右手がつっぱっている。手術の創痛がある」
ここからしばらく、薬を⑤桂枝加苓朮附湯のみとしました。
9月19日「胸痛がズキンとした。頭痛、副鼻腔炎」
ここで薬を以前に戻して、②と④にして続けてもらいました。
翌年の平成25年1月16日「大丈夫。体調はふつう」
6月6日「4月11日の病院の検査で、マーカーの数値が下がった。体調は問題ないが、2、3日前に前胸部がチクチクした」
それから1年半が経過。平成26年12月になって変化がありました。
12月2日「朝、階段を上ったときに動悸がした。お風呂で息苦しくなった」
同月4日「会合で少しお酒を飲んだら、苦しくなった」
同月6日「上着を着ようとしたら、胸が痛かった。胸、背中、両脇に痛みがある」
ここから薬を増やして、②、④、⑤、⑥鳥頭4グラムを処方して続けてもらいました。
1月15日「心筋梗塞を起こしてステント（金属製の網状の筒。消化管・胆管などを内側から広げるためのもの）を2本入れた。12月21日に退院して、いまは大丈夫」

同年9月8日「特に変わりなく過ごしている」

ここで②、④に薬を変えて処方しました。

E・Iさんは抗癌剤の副作用で髪が抜けてしまい、一時はかつらを着用していましたが、その後、自分の髪が生えてくるまでに回復しています。

肺癌を克服して、登山を楽しめるまでに

I・Sさん　栃木県・男性（現在75歳・初診時62歳）

I・Sさんの初来院は、平成14年12月2日でした。

「先日、検診で肺癌と分かった。自覚症状はない」とのことで、診断の結果、①Dr.横内・半枝蓮湯　②Dr.横内・桂枝二越婢一湯加減　③十全大補湯　④桂姜棗草黄辛附湯を処方してしばらく飲んでもらいました。

翌年の平成15年１月８日「胃痛がする。高血圧になっている」

２月７日には血圧が１４６／80となりましたが、診断の結果、この日で抗癌漢方薬は終わりです。⑤薏苡仁湯と⑥柴《さい》胡《こ》桂《けい》枝《し》乾《かん》姜《きょう》湯《とう》に薬を変えました。

５月20日「右肘が痛い」

ここで薬を⑤のみとして続けてもらいました。

６月24日～７月29日「調子がいい」

９月２日「喉がヒーヒーする」

ヒーヒーというのはI・Sさんの表現ですが、気道が部分的に狭くなって、呼吸の際にゼイゼイ、ヒューヒューと音が鳴る状態（喘鳴《ぜんめい》）のことです。

10月７日「喉のヒーヒーがひどい」

④と⑦柴朴湯に薬を変更しました。

11月11日「喉が変わらずヒーヒー」

ここで薬は⑦だけとして、しばらく飲んでもらいました。

12月16日「鼻水が出てくるようになった」

翌年の平成16年1月20日「ヒーヒーが減る」
2月25日「ヒーヒーはときどき」
3月30日～4月27日「風邪をひいてから、またヒーヒーが出た」
6月1日「朝、黄色い痰が出た。ヒーヒーも出る」
薬を変えて⑧桂枝茯苓丸料《けいしぶくりょうがんりょう》（エキス顆粒）だけ飲んでもらいました。
7月6日「キリキリと胃痛がする」
8月18日「横になると痰がからむ。ヒーヒーが出る」
再び薬を変更して、⑧と⑨喘四君子湯で継続しました。
9月28日「少しヒーヒー」
11月9日「元気だけどヒーヒー」
12月9日「風邪気味」
翌年の平成17年1月13日「たまにヒーヒー」
ここで薬を変えて⑩大柴胡湯去大黄のみにしました。
2月18日「喉がいがらっぽい」

4月13日「エックス線検査の結果、肺がキレイになっていた」

5月17日には「体調はいいが、喘鳴がたまにある」

薬を変更して⑧のみにしました。

6月28日～7月27日「寝ると、ヒーヒーが出る」

9月1日に再び薬を⑨のみに変えると、このあたりから大きな変化が起きました。

10月6日「山登りをした。とても元気になった」

11月10日「ヒーヒーが治った！」

治療はここでいったん終了しました。

以後はしばらく診察だけ行いました。翌月の12月16日、さらにその7カ月後となる翌年、平成18年7月13日にも問題なし。

その8カ月後の平成19年3月14日「体調はいい。たまに鼻水が出る」

10月20日には「変わりなく元気」

定期検診による診断も順調でした。

平成20年12月24日になり、「痛みがあり、右手がつけない」とのことで、約3年ぶりに⑪黄連解毒湯　⑫桂枝加苓朮附湯を処方しました。

その半年後の平成21年6月3日「すこぶる元気だが、疲れやすい」⑬安中散《あんちゅうさん》を処方。

それから約1年後の平成22年5月20日「元気だが、まだ疲れやすい」⑪（エキス剤）と⑫人参養栄湯（エキス剤）を処方しました。平成24年10月26日は診察のみで、「たまに咳が出る」

その翌年の平成25年2月15日に変化がありました。「CT検査をしたところ、肺気腫と言われた。咳をするととまらなくなる」とのことで、④と⑬麻杏甘石湯（エキス剤）を処方。

3月26日「前回処方された漢方薬を飲んだら、3日で咳がとまった」

ここから⑦のみとして、以降も続けてもらっています。

5月24日「喉の奥に痰がからむようになったので、病院で検査を受けたところ、喉頭炎と診断された。先日は腹痛で転倒したときに歯を折ってしまった」

翌年の平成26年3月29日「1カ月くらい咳が少し出ていた」

体調変わらず、元気に癌と向き合う

Ｅ・Ｆさん　神奈川県・男性（現在58歳・初診時54歳）

平成23年、Ｅ・Ｆさんは健康診断で肺に影が見つかりました。

９月に精密検査を受けて、10月初旬に肺癌が判明。同月13日に手術となり、左肺の２分の１および転移していたリンパを切除しました。

初来院はそれから11日後の10月24日。

ご本人は入院中で来られないので、ご家族による代診です。Ｅ・Ｆさんは魚よりも肉が好きという食生活で、肺癌発覚の１年前までタバコを吸っていました。診断の結果、①Ｄｒ．横内・半枝蓮湯　②Ｄｒ．横内・桂枝二越婢一湯加減　③桂姜棗草黄辛附湯を処方しました。

ご家族の代診から約１カ月後の11月28日、ご本人による初来院。

「３日前（25日）から抗癌剤治療（カルボプラチンの点滴）をしている。いまのところ副作用はない。７月から咳が続いている。食事はおいしく食べられている」とのことでした。薬は同じものを数カ月にわたって続けてもらうことにしました。

翌年の平成24年2月23日「1月6日で抗癌剤治療は最後だったが、治療の影響で髪の毛も抜けて、咳がよく出ている」

3月30日「咳がよく出る。手術後の傷がうずくが、特に気になる症状はない」診断してみると、癌の活動を示すRAS反応が「陰性」になりました。ここで抗癌漢方薬は終わりとなり、薬を②、③、④薏苡仁湯に変更して、数カ月続けてもらいました。

3カ月後の6月11日「5月頃から右肩が痛むが、風邪をひくこともなく、元気」

7月23日「7月13日のエックス線検査で、もやっとした影があった。風邪をひいているのかもしれない。特に体調は問題ないが、喉がイガイガする」

9月4日「8月31日にエックス線検査。病院の判断は『炎症かも』と」

11月30日「ときどき、五十肩になったりするが、変わらず元気。白内障の症状が進んだ」

この日、薬を減らして②、④として、続けてもらいました。

12月27日「ＰＥＴ検査、ＣＴ検査で影が見つかる。病院から抗癌剤治療と放射線治療を勧められる」

平成25年3月25日「元気でやっている。今週末に4回目の抗癌剤治療をやった。白斑が出てきた」

6月26日「体調は変わらず。放射線治療は3月で終了してやっていない。抗癌剤治療も終わった」

9月13日「体調変わらず。8月30日に人間ドックで逆流性食道炎と診断される」

12月13日「順調だが、ここ数日、咳がとまらずに病院へ行った。ちょっと運動すると息切れがする」

翌年の平成26年3月17日「調子よく過ごしている」

一度治した癌を不摂生で再発。余命半年の宣告から生還！

I・Mさん　青森県・男性（現在56歳・初診時44歳）

この患者さんは、とても珍しいケースです。一度は治した癌を不摂生で再発させてしまい、骨転移にまで至ったあげく、余命半年から1年の宣告を受けました。それが、漢方薬の治療により、1年も経たないうちに2度目の生還を果たしたという例です。おことわりしておきますが、患者さんのすべてがこのように早く治るわけではありません。この方は奇跡的といっていいほど回復が早い例だったとご理解いただいたうえでお読みください。

I・Mさんは平成14年5月、肺癌と診断されました。平成15年7月には脳転移が認められ、抗癌剤治療を受けました。

初来院は、翌月の8月21日。

I・Mさんは肉類、乳製品、お酒が大好きで、タバコも吸っていました。①Dr．横内・半枝蓮湯　②Dr．横内・桂枝二越婢一湯加減　③十全大補湯　④桂姜棗草黄辛附湯を処方して、続けてもらいました。

11月7日「顔に発疹が出たが、特に気になる症状もなく、もう働いている」調べてみると全身の血流が改善していたので、この日で抗癌漢方薬は終了。②、③、⑤薏苡仁湯、⑥黄連解毒湯に薬を変更しました。

翌年の平成16年1月16日にも「体調はいい」ということでした。ちなみに、病院の検査では「(依然として癌細胞に)変化なし」でした。この段階で漢方薬は②、⑦補中益気湯に減りました。

2月19日には再び薬を変更して、②、⑥、⑧荊芥連翹湯に変更。

4月8日「発疹が良くなった」

ここでも薬を変更して、②、⑤、⑥、⑧としました。

その1年後の平成17年4月12日「ふつうに生活できている」

再び、⑤、⑥、⑧を処方して飲んでもらいました。以後はきちんと漢方薬を服用していただいたので、再発もなく、平成20年10月の検査でも特に異常が認められず、完治と判断。漢方薬を卒業しました。

ところが、完治したのをいいことに、I・Mさんはタバコを再開しただけでなく、好きな牛肉、牛乳、チーズ、バター、乳製品を食べる生活を始めてしまいました。最初に癌になったときと同じ生活習慣を繰り返したわけです。

最初の癌が消えてから約9年目を迎えた、平成24年8月のある日。

腰に違和感をおぼえたI・Mさんは、すぐに病院でPET検査をしてもらったところ、肺癌が再発、しかも腰椎転移までが判明しました。すぐに抗癌剤治療を4回したものの、大腿骨や腸骨にも転移してしまいました。

I・Mさんが再び当院に来院したのは、その半年後の平成25年2月21日。

ご本人はもちろん、奥さんの落胆ぶりはあまりにも痛ましく、「主治医から余命半年を宣告された」と、泣きながら話されました。

この日、I・Mさんが私にこっぴどくしかられたことは言うまでもありません。ひとまず、①、⑨桂枝加苓朮附湯　⑩大柴胡湯去大黄を処方して続けてもらいました。

すると、わずか2カ月後の4月に病院でMRI検査をしてみると、脳転移もなく、PET検査も「問題なし」と言われる状態に回復していました。

翌月の5月1日には体調も良くなり、生活に支障も出なくなりました。ここで⑤、⑨、⑩に薬を変更しました。

10月31日にも体調はすっかり良くなり、⑤、⑥、⑩に薬を変更しました。

それから約1年後の平成26年12月15日「病院のPET検査、CT検査でも異常なしと言われた」

⑤、⑥に薬を減らして、一段落です。

その後、I・Mさんは元気に働いており、当院できちんと定期検診をしています。

病院のドクターも驚く回復で、再発した肺癌を克服！

O・Aさん　青森県・男性（現在68歳・初診時52歳）

O・Aさんは平成4年に肺癌が分かり、手術をしましたが、平成5年になって再発しました。このとき、データを郵送してもらい、その後2年間にわたって、①Dr.横内・半枝蓮湯　②雲南白薬《うんなんびゃくやく》を送り、服用を続けてもらいました。その後、ご本人の意思で服用が止まりました。

それが、再び平成9年6月11日に郵送でデータが届きました。ご本人からすれば、「風邪もひかないし、特に苦しいことはない。咳も止まっている」とのことでしたが、病院から肺癌を指摘されたそうです。

診断してみると、確かにRAS癌遺伝子が陽性になっていました。そこで再び①のみを処方してお送りし、服用を続けてもらって経過をみました。

11カ月後の平成10年5月2日「とても調子がいい。風邪もひかない」

12月8日「とても調子がいい。風邪もひかない」

診断してみると、この時点でＲＡＳ癌遺伝子は陰性になっていました。が、もう少し服用する必要があったので、しばらく続けてもらい、薬は終了しました。

平成14年5月25日には「2カ月前、以前の病院へ行ったら、担当医師がいて、回復の状況に驚いていた。いろいろと聞かれた」とのこと。ここで薬が②黄連解毒湯（30日分のみ）に変わりました。

翌年の平成15年11月29日「体調がいい。体重が72kgになった」

もう薬は不要になっていたので、この日は診察のみでお帰りです。

平成17年4月28日「平成16年の暮れに胃癌の疑いがあり、生検をしてみたら癌ではなく、ホッとした」

当院の診断でも胃癌は陰性と出ました。この日も診察のみでお帰りとなりました。今では定期的な健康チェックのみの来院となっています。

あとがきに代えて

16世紀中期の朝鮮王朝時代、ホ・ジュンという名医がいました。彼の生涯は、『ホジュン 宮廷医官への道』というテレビドラマに描かれていますが、そのドラマのなかで、ホ・ジュンは師匠から、ある言葉を伝えられます。

それは、

「人体は宇宙に似ている。生命の根源は宇宙のそれと同じだ」

という教えのなかの言葉です。

以下に、その言葉を記しておきたいと思います。

頭の円形は（人の頭が丸いのは）天をかたどり

足の方形は（人の足が角ばっているのは）地をかたどる。

天には四季、人には四肢

天には五行（木、火、土、金、水の五元素）
人には五臓（心臓、肝臓、腎臓、脾臓、肺）がある。
天には六極（天、地、東西南北）
人には六腑（胆・腎・小腸・大腸・膀胱・三焦＝リンパ。全身に通じてすべてを統括管理）がある。
天に八風（北・北東・東・南東・南・南西・西・北西の8方角から吹く風）があるなら
人には八節（肩、肘、膝、股の八つの関節）があり
天に九星（一白、二黒、三碧、四緑、五黄、六白、七赤、八白、九紫）があるなら
人には九竅《きゅうきょう》（口・両眼・両耳・両鼻孔・尿道口・肛門）がある。
天には十二時（1日を2時間ずつの12の時辰《じしん》に分ける時法）
人には十二の経脈（正経＝通常の経脈）があり
天には二十四節気（立春、春分、夏至など、1年の太陽の黄道上の動きを24等分したもの）

人には二十四兪《ゆ》（陰部から顎への一直線上にある24の経穴）がある。
天が三百六十五度のように
人には三百六十五の関節がある。

病を治すには、まず患者の心を癒やすこと
患者が持つ疑いの心や雑念を取り除き、心身を楽にすること
体を楽にして、心を天と一体化させれば、心が落ち着いて穏やかになる。
そして、病が癒えるのである。

＊　＊

ところで、医療関係に携っておられる方々なら、どなたも「武見太郎」という名前をご存知かと思います。彼は、日本医師会の「将軍」として健康診断の義務化をはかり、間接撮影タイプのエックス線撮影を導入しましたが、では、具体的に武見太郎は

どんなキャリアを持っていたのでしょうか。

武見太郎は昭和32年から25年にわたって日本医師会会長を務め、昭和50年には世界医師会会長にも就任しました。

自ら漢方薬の愛用者であった武見は、漢方医療を保険診療に組み込むことを厚生省（当時）に働きかけ、70種類の漢方薬を大臣告示で薬価基準に収載させました。

昭和58年、くしくも胆管癌で亡くなった生前の武見太郎は決して西洋医薬を口にしませんでした。体調が悪いときは漢方薬しか飲まなかったのです。

武見太郎はどんなに周囲から健康診断を勧められても絶対に受けませんでした。周りは医者だらけで自身も開業医ながら拒否し続けたのは、エックス線の被ばく害を知っていたからという説が強いのです。

ある大手弁当チェーンの社長は、絶対に自社製品を口にしません。弁当には保存剤や添加物が山ほど入っていて危険と知っているからです。

また、ある大手家庭用洗剤メーカーは自宅で妻や子どもに自社製品ではなく普通の「石けん」を使えと命じていました。

昭和58年12月20日、胆管癌のために死去した武見太郎はケンカ太郎と言われるほど厚生省の官僚と徹底的に対決をし、「武見天皇」とまで言われました。

その彼が、医師会会長としてエックス線撮影を導入しながら、その危険性を知って自らは1度も健康診断を受けなかったとしたら、前者のようなアンモラルな経営者と一緒だということになります。

そのことに、いま一度医療従事者は思いを至らしていただけたら、と思わずにはいられません。

巻末特別付録

～肺癌で処方する漢方薬と成分表～

※表の中の数字はすべて
14日分の分量（グラム数）です。

安中散

桂皮	56	延胡索	42	牡蛎	42	茴香	21
甘草	14	縮砂	14	良姜	7		

茵蔯蒿湯

茵蔯蒿	56	山梔子	42	大黄	14		

茵蔯五苓散

沢瀉	84	蒼朮	63	猪苓	63	茯苓	63
桂皮	35	茵蔯蒿	56				

温清飲

当帰	56	地黄	56	芍薬	42	川芎	42
黄芩	42	山梔子	28	黄柏	21	黄連	21

越婢加朮湯

麻黄	84	石膏	112	生姜	14	大棗	42
甘草	28	白朮	56				

黄連解毒湯

黄芩	56	黄連	21	黄柏	21	山梔子	28

黄連湯

黄連	42	甘草	42	乾姜	42	人参	42
桂枝	42	大棗	42	半夏	84		

乙字湯

当帰	84	柴胡	70	黄芩	42	甘草	28
升麻	21	大黄	14				

加味逍遙散

当帰	42	芍薬	42	白朮	42	茯苓	42
柴胡	42	牡丹皮	28	山梔子	28	甘草	28
生姜	14	薄荷	14				

葛根加朮附湯

葛根	56	麻黄	42	桂皮	28	甘草	28
芍薬	28	大棗	42	生姜	14	蒼朮	42
炮附子	7						

Dr. 横内・桂枝二越婢一湯加減

桂皮	56	芍薬	56	甘草	28	白朮	70
茯苓	84	当帰	56	黄耆	56	生姜	42
麻黄	35	大棗	70	石膏	56	防已	56

桂枝茯苓湯

桂皮	56	茯苓	56	牡丹皮	56	桃仁	56
芍薬	56						

桂枝加朮附湯

桂枝	56	芍薬	56	甘草	28	蒼朮	56
茯苓	56	生姜	14	大棗	56	炮附子	14

桂枝加黄耆湯

桂枝	56	芍薬	56	大棗	56	生姜	14
甘草	28	黄耆	42				

桂姜棗草黄辛附湯

桂皮	42	甘草	28	生姜	14	麻黄	28
大棗	42	細辛	28	炮附子	14		

荊芥連翹湯

黄芩	21	黄柏	21	黄連	21	桔梗	21
枳実	21	荊芥	21	柴胡	21	山梔子	21
地黄	21	芍薬	21	川芎	21	当帰	21
薄荷	21	白芷	21	防風	21	連翹	21
甘草	14						

五虎湯

麻黄	56	杏仁	56	甘草	28	桑白皮	42
石膏	140						

牛車腎気湯

桂皮	14	茯苓	42	地黄	70	炮附子	14
牛膝	42	山茱萸	42	山薬	42	車前子	42
沢瀉	42	牡丹皮	42				

五苓湯

沢瀉	84	猪苓	63	茯苓	63	白朮	63
桂皮	35						

柴胡桂枝乾姜湯

柴胡	84	桂皮	42	黄芩	42	牡蛎	42
乾姜	28	甘草	28	栝楼根	42		

柴朴湯

柴胡	98	半夏	70	茯苓	70	黄芩	42
厚朴	42	大棗	42	人参	42	甘草	28
蘇葉	28	生姜	14				

柴胡清肝湯

当帰	21	芍薬	21	川芎	21	地黄	21
連翹	21	桔梗	21	牛蒡子	21	栝楼根	21
薄荷	21	甘草	21	黄連	21	黄芩	21
黄柏	21	山梔子	21	柴胡	28		

柴胡加竜骨牡蛎湯

柴胡	70	半夏	56	茯苓	42	桂皮	42
黄芩	35	大棗	35	生姜	10	人参	35
竜骨	35	牡蛎	35	大黄	14		

酸棗仁

茯苓	70	川芎	42	知母	42	甘草	14
酸棗仁	140						

三黄瀉心湯

黄芩	42	黄連	42	大横	42		

四逆散湯

柴胡	70	芍薬	56	枳実	28	甘草	21

十全大補湯

桂皮	42	芍薬	42	甘草	14	白朮	42
茯苓	42	当帰	42	黄耆	42	人参	42
地黄	42	川芎	42				

十味敗毒湯

柴胡	42	桜皮	42	桔梗	42	川芎	42
茯苓	42	独活	28	防風	28	甘草	14
生姜	4	荊芥	14				

小建中湯 膠飴 1 日 2 個

桂皮	56	生姜	14	大棗	56	芍薬	84
甘草	28						

小半夏加茯苓湯

半夏	70	茯苓	70	生姜	18		

消風散

当帰	42	地黄	42	石膏	42	防風	28
蒼朮	28	木通	28	牛蒡子	28	知母	21
胡麻	21	蝉退	14	苦参	14	荊芥	14
甘草	14						

真武湯

茯苓	70	芍薬	42	生姜	11	白朮	42
炮附子	14						

喘四君子湯

人参	28	厚朴	28	紫蘇子	28	陳皮	28
茯苓	56	当帰	56	白朮	56	縮砂	14
木香	14	沈香	14	甘草	14	桑白皮	21

清上防風湯

黄芩	35	桔梗	35	山梔子	35	川芎	35
防風	35	白芷	35	連翹	35	黄連	14
甘草	14	枳実	14	荊芥	14	薄荷	14

清心蓮子飲

麦門冬	56	茯苓	56	黄芩	42	車前子	42
人参	42	黄耆	28	甘草	21	蓮肉	56
地骨皮	28						

小続命湯

桂皮	28	芍薬	28	甘草	14	生姜	14
麻黄	28	川芎	28	炮附子	8.4	黄芩	28
防風	28	杏仁	49				

大柴胡湯去大黄

柴胡	84	半夏	56	生姜	14	黄芩	42
芍薬	42	大棗	42	枳実	42		

大建中湯 膠飴1日2個

山椒	28	乾姜	70	人参	42		

大承気湯

大黄	28	枳実	42	芒硝	42	厚朴	70

猪苓湯

沢瀉	42	猪苓	42	茯苓	42	滑石	42
阿膠	42						

調胃承気湯

大黄	28	甘草	14	芒硝	7		

当帰四逆加呉茱萸生姜

桂皮	42	芍薬	42	甘草	28	当帰	42
生姜	14	大棗	70	細辛	28	木通	42
呉茱萸	28						

当帰芍薬散料

当帰	42	川芎	42	芍薬	56	茯苓	56
白朮	56	沢瀉	56				

二朮湯

半夏	56	蒼朮	42	黄芩	35	香附子	35
陳皮	35	白朮	35	茯苓	35	甘草	14
生姜	14	威霊仙	35	天南星	35	羌活	35

人参養栄湯

人参	42	当帰	56	芍薬	28	地黄	56
白朮	56	茯苓	56	桂皮	35	黄耆	21
陳皮	28	遠志	28	五味子	14	甘草	14

Dr. 横内・半枝蓮湯

半枝蓮	168	梅寄生	112	白花蛇舌草	42	甘草	28
薏苡仁	84						

麦門冬湯

麦門冬	140	半夏	70	粳米	70	大棗	42
人参	28	甘草	28				

半夏厚朴湯

半夏	84	茯苓	70	生姜	14	厚朴	42
蘇葉	28						

半夏瀉心湯

半夏	70	黄芩	35	乾姜	35	人参	35
甘草	35	大棗	35	黄連	14		

補中益気湯

甘草	21	白朮	56	当帰	42	黄耆	56
生姜	7	大棗	28	人参	56	柴胡	28
陳皮	28	升麻	14				

防已黄耆湯

防已	70	黄耆	70	白朮	42	生姜	11
大棗	42	甘草	21				

奔豚湯《ほんとんとう》

甘草	28	川芎	28	当帰	28	黄芩	28
芍薬	28	半夏	56	葛根	70	桑白皮	70
生姜	21						

抑肝散加陳皮半夏

当帰	42	釣藤鈎	42	川芎	42	白朮	56
茯苓	56	柴胡	28	甘草	21	陳皮	42
半夏	70						

薏苡仁湯

桂皮	42	芍薬	42	甘草	28	白朮	56
当帰	56	麻黄	56	薏苡仁	112		

利膈湯

半夏	112	山梔子	42	炮附子	14		

苓桂朮甘湯

茯苓	84	桂皮	56	白朮	42	甘草	28

濾肝去瘀湯

芍薬	42	甘草	42	白朮	42	茯苓	42
紅参	42	枸杞子	70	宇金	42	丹参	42
柴胡	70	黄芩	42	麦芽	56	天麻	49

横内 正典（よこうち　まさのり）

1944年旅順市（中国）生まれ。1971年、弘前大学医学部卒業。函館市立病院、弘前大学医学部第二外科などに勤務。1982～1993年、青森県三戸郡田子町・町立田子病院院長。現在は横内醫院院長。専門は消化器系癌。

日本癌学会会員

日本再生医療学会会員

●著書……「究極の癌治療」「絶望を希望に変える癌治療」「闘い続ける漢方癌治療」（以上たま出版）、「末期癌の治療承ります」（光雲社）、「癌治療革命の先端 横内醫院（監修）」（展望社）

救いたい！ 肺癌漢方治療のすべて

癌と闘う先端医療の臨床事例集――①

2015年9月7日　初版第1刷発行

著　者　横内 正典

発行者　韮澤 潤一郎

発行所　株式会社 たま出版

〒160-0004 東京都新宿区四谷4－28－20

☎ 03-5369-3051（代表）

http://tamabook.com

振替　00130-5-94804

組　版　一企画

印刷所　株式会社エーヴィスシステムズ

ISBN978-4-8127-0380-9　C0047